Klassische Tierhomöopathie – Band 1

Von

Peter Mohr

Das geistige Prinzip in der Tierhomöopathie

Reflexionen über Möglichkeiten und Grenzen einer ganzheitlich homöopathischen Therapie von Tieren.

Materia Medica für Tiere – 1

Kasuistiken

Peter Mohr

Klassische Tierhomöopathie Band 1
Das geistige Prinzip in der Tierhomöopathie

Lektorat: Paula Matos
Layout & Satz, Grafische Gestaltung, Verlag & Vertrieb:
Verlag Peter Irl, Neurieder Str. 8, 82321 Buchendorf bei München

Tel.: 089 - 89 35 63 0
Fax: 089 - 89 30 53 21
info@irl.de
www.IRL.de

ISBN 978-3-933666-51-2

1. Auflage 2008

© 2008 Verlag Peter Irl

Alle Rechte, auch die des auszugsweisen Nachdrucks, der fotomechanischen oder digitalen Wiedergabe und der Übersetzung vorbehalten.

Inhaltsverzeichnis

Einleitung	1
Mensch und Tier – Ähnlichkeiten und Unterschiede	3
Haben Tiere ein Bewusstsein?	8
Rassenspezifische Merkmale	24
Das geistige Prinzip	45
Der Prozess der Fallaufnahme	53
Die Mensch-Tier-Beziehung	63
Die Begegnung	72
Die Signatur der Bewegung	82
Die Signatur der Emotion	86
Die Gnade der Erkenntnis	97
Materia Medica in der klassischen Tierhomöopathie	101
Calcium carbonicum	105
Phosphorus	130
Calcium phosphoricum	153
Kasuistiken	166
Epilog	178
Danksagung	179
Literaturliste	180

Einleitung

Die klassische Tierhomöopathie ist eine vergleichsweise junge Disziplin, obwohl bereits Hahnemann versuchte, die von ihm entdeckten Prinzipien der Heilung Landwirten nahezubringen. Schaut man sich die bisherige Literatur zum Thema Tierhomöopathie an, so wird dem klassischen Homöopathen auffallen, dass den meisten Autoren ein ernsthafter ganzheitlich homöopathischer Ansatz zu fehlen scheint.

Häufig finden wir Verordnungsempfehlungen nach klinischen Indikationen, die bedauerlicherweise mehr an ein Kochbuch als an homöopathische Fachliteratur erinnern. Sie ähneln der Literatur für den homöopathischen Laien sehr, in welcher dem Benutzer für bestimmte Indikationen eine kleine Auswahl an Arzneien mit viel zu knappen Beschreibungen vorgestellt wird.

Das Anliegen dieser Schriftenreihe ist zu zeigen, dass die Anwendung der klassischen Homöopathie für Tiere anders aussehen kann. Dabei wird ausführlich beschrieben, wie mit den vielen Schwierigkeiten, die aus der notwendigen Übersetzung der Gemüts-, Allgemein- und Lokal-Symptome aus einem „menschlichen" Repertorium entstehen, umzugehen ist.

Besonderen Wert legt dieses Buch auf das richtige Verständnis der Gemütssymptome, die Tiere ohne Zweifel ebenso haben wie Menschen. Hierin liegt die größte Herausforderung für den Homöopathen, denn der schmale Pfad zwischen Wahrheit und Dichtung ist nirgendwo so eng wie in der Tierhomöopathie. Der menschliche Patient kann den Homöopathen notfalls noch korrigieren, wenn dieser seine Einschätzung des Patienten überprüft. Der tierische Patient wird dies zumindest nicht verbal tun können.

Dass es dennoch Wege und Techniken gibt, welche die Anwendung einer wahrhaft klassischen Homöopathie für Tiere ermöglichen, möchte dieses Buch veranschaulichen.

Der Verfasser geht davon aus, dass dem Leser das „Organon" und die „Chronischen Krankheiten" Hahnemanns ebenso vertraut sind wie die Literatur moderner Homöopathen. Gleiches gilt für die klassischen Materia-Medica und moderne Veröffentlichungen von Arzneimittelbildern und Konzepten zur Orientierung im immer größer werdenden Schatz homöopathischer Arzneien. Auch liegt es ihm fern, eine Lehrbuchreihe zu veröffentlichen. Einziges Ziel dieser Schriftenreihe ist es, das Verständnis klassisch-homöopathischen Heilens in der Anwendung bei Tieren zu fördern.

„Gib mir Freiheit zu fliegen, ohne einen Schatten,

zu singen, ohne ein Echo,

und zu lieben, ohne Spuren zu hinterlassen."

Mensch und Tier – Ähnlichkeiten und Unterschiede

Eine grundsätzliche Unsicherheit bei der Behandlung von Tieren stellt immer wieder die Tatsache dar, dass sich alle Tierpatienten in ihren Lebens-, Ernährungs- und Kommunikationsgewohnheiten zum Teil sehr deutlich vom Menschen unterscheiden. Vergleicht man die Tierarten miteinander, so gibt es hier ebenso gravierende Unterschiede.

Der größte Teil aller Kenntnisse über die Wirksamkeit homöopathischer Arzneien stammt aus menschlichen Arzneiprüfungen – eine aus Sicht des Tierschutzes sehr lobenswerte Tatsache. Doch stellt sich die Frage, ob diese Kenntnisse auch für die Behandlung von Tieren hilfreich sein können. Wir wissen, dass für Wirksamkeitsnachweise von Arzneien, die für den Menschen entwickelt werden, regelmäßig Tierversuche unternommen werden, weil zumindest bei einigen Säugetieren rein organisch eine relativ große Ähnlichkeit vorhanden ist.

Ob die Übertragung von Symptomen im Detail jedoch möglich ist, bleibt offen, denn wir wissen ebenfalls, dass einige für Menschen giftige Substanzen für bestimmte Tiere unbedenklich sind. Andere Substanzen hingegen können heftigere Reaktionen auslösen, welche wiederum für andere Arten vollkommen unbedenklich sind.

Wir können hier also zu keiner umfassenden Verallgemeinerung gelangen, auch wenn es bei den Säugetieren vor allem auf der organischen Ebene eine ganze Reihe von Ähnlichkeiten gibt. Vielmehr lässt sich daraus ableiten, dass jede Tierart zu bestimmten Arzneien wahrscheinlich keine oder nur eine geringe Affinität zeigen wird und zu anderen eine evtl. deutlich größere als der Mensch. Diese Tatsache sollte also als Basiserkenntnis in jeder Behandlungssituation berücksichtigt werden. Umso erstaunlicher ist es, dass neben den Säugetieren auch bei Schlangen und anderen Reptilien ebenso wie bei Vögeln und Fischen, ja sogar bei Pflanzen erfolgreiche Behandlungen zu beobachten sind. Behandlungen, die auf den Erkenntnissen über die Arzneiwirkung beruhen, welche von Arzneimittelprüfungen am Menschen herrühren. Neben den Unterschieden gibt es demnach essenzielle Gemeinsamkeiten, die unabhängig von der Gattung, der Art, der Rasse und des Geschlechts existieren.

Tiere unterscheiden sich vom Menschen und sind zudem wie der Mensch im Wesen und Charakter innerhalb ihrer Art individuell verschieden. Gerade diese Tatsache sollte dem Tierhomöopathen nicht entgehen. Jedes Lebewesen ist bereits aufgrund seiner Anatomie für bestimmte Überlebensstrategien ausgelegt und diese Gestalt stellt den Rahmen und das Fundament für sein Agieren und Reagieren, also sein Verhalten dar.

Eine Kuh wird man nicht auf einen Baum klettern sehen und auch Hunde nur bedingt. Katzen oder Affen hingegen sind anatomisch perfekt für diesen Lebensraum geeignet. Jede Katzenart wiederum auf eine ganz eigene und sehr spezielle Weise. Das Fluchtverhalten der Pferde oder Zebras zum Beispiel unterscheidet sich deutlich von dem der Rinder. Pferde sind bessere Läufer und sie laufen um ihr Leben, wenn sie bedroht sind. Rinder haben neben der Flucht noch die Möglichkeit, sich mit den Hörnern zu verteidigen. Wisente, Bisons oder Moschusochsen bilden zum Beispiel einen Verteidigungsring um ihre Kälber und wehren Wölfe oder andere Angreifer mit ihren Hörnern ab.

Die anatomische Grundlage stellt also bereits die Weichen für das Verhalten einer Art und somit auch für ihre Bedürfnisse, ihre Sorgen und Nöte, ihre Ängste und Hoffnungen.

Sofern wir über den Menschen reden, stimmen Sie mir sicher zu, dass ein sehr korpulenter Patient aufgrund seiner körperlichen Verfassung andere Geistes- und Gemütssymptome aufweisen wird als ein schlanker, athletischer und sportlicher Typ. Doch wie weit können wir das nachvollziehen, wenn wir an den Seinszustand eines Pferdes denken?

Aus ganzheitlich homöopathischer Sicht gibt es keine Trennung von Körper, Geist und Seele. So drückt der Patient mit jeder Geste, jeder Handlung und jedem Wort, ja sogar mit jedem körperlichen Symptom seinen Seinszustand, seine ganz individuelle Lebensdynamik aus. Die Grundlage dafür ist seine Konstitution, alles, was ihm mit der Geburt an körperlichen und geistigen Möglichkeiten in die Wiege gelegt worden ist. Das gilt ebenso für Tiere.

Um einen Tierpatienten zu verstehen, müssen wir also versuchen, uns in seinen Körper hineinzuversetzen, zu spüren, wie es wohl sein mag, wiederzukäuen oder Hörner zu haben, groß und schwer zu sein und 40

Liter Milch am Tag zu geben, eine Hundenase zu haben, die bis zu 1000-fach feiner ist als die des Menschen, oder noch bei 100-millionenfach schwächerem Licht sehen zu können wie eine Katze.

Die anatomischen Grundlagen stellen also die Weichen für die Wahrnehmung und somit für unsere innere Realität, unsere Lebensdynamik. Als klassische Homöopathen legen wir besonderen Wert auf diese inneren Realitäten. Wenn wir also Tiere erfolgreich behandeln wollen, kommen wir nicht umhin, uns zunächst ausgiebig mit den anatomischen Gegebenheiten der verschiedenen Tierarten vertraut zu machen.

Aus dieser Perspektive ist es empfehlenswert, Tiere erst dann zu behandeln, wenn man die Anatomie und Physiologie der Tiere ebenso wie das Verhalten und Wesen der Tierart, die man behandeln möchte, studiert hat. Wie wichtig das sein kann, zeigt folgendes Beispiel:

Eines Tages kam ein junger Mann mit seiner Königspython, einer Würgeschlange von ca. 1,5 Metern, in meine Praxis und beklagte, dass die Schlange schon über ein halbes Jahr nicht gefressen und sich auch immer noch nicht gehäutet habe. Wenn Sie mit der Anatomie und Physiologie dieser Schlangenart vertraut sind, wissen Sie, dass dieser Zeitraum zwar relativ lang ist, die Tatsache an sich aber nicht ungewöhnlich ist.

Bevor Sie nun umgehend auf die Idee kommen, unter „anhaltende Appetitlosigkeit ohne Abmagerung" im Repertorium nachzuschauen, ist es ratsam, sich zunächst nach den Haltungsbedingungen zu erkundigen. Dazu gehört neben der Frage, wie und wo das Tier gehalten wird und wie und womit es gefüttert wird, auch die Frage nach der Temperatur und Luftfeuchtigkeit im Terrarium. In diesem Fall war die Temperatur gut 1-2 Grad zu niedrig, und da der Stoffwechsel bei Reptilien temperaturabhängig ist, könnte allein darin die Ursache liegen. Dass die Königspython dennoch eine Arznei erhielt, lag an einigen anderen Auffälligkeiten, welche der Tierhalter berichtete. Vierzehn Tage später stellte er seine Schlange wieder vor und sie hatte gefressen, sich gehäutet und war wesentlich agiler. Doch hätten wir in diesem Fall die Temperatur im Terrarium unverändert gelassen, ist es möglich, dass unsere Verordnung erfolglos geblieben wäre. Die Ursachen für ein Symptom oder Verhalten zu erforschen und diese gegebenenfalls zu beseitigen, bevor wir über eine homöopathische Behandlung nachdenken, scheint bei Tieren besonders wichtig zu sein.

Dies ist nicht gerade der alltäglichste Fall und wir könnten annehmen, dass es mit Hunden oder Katzen leichter ist, weil man schon einmal ein solches Tier besessen hat. Und tatsächlich, es ist von Vorteil, wenn uns wenigstens ein Exemplar dieser Tierart vertraut ist. Doch selbst dann gibt es noch eine ganze Reihe von Stolpersteinen.

Kein Pferd ist wie das nächste und keine Kuh ist wie die andere. Ganz zu schweigen von unseren vierbeinigen Mitbewohnern, die bereits über die Zucht so ausgeprägt verschiedenartig sein können. Der Vergleich einer Dogge mit einem Dackel oder einem Pinscher macht dies bereits sehr deutlich. Wenn wir uns dann den Wolf als Urvater beider Rassen anschauen, ist für jedermann zu erkennen, dass hier wahrscheinlich sehr große Unterschiede auszumachen sind, sowohl anatomisch als auch von den Bedürfnissen, dem Verhalten und wahrscheinlich auch vom Wesen her.

Eine Dogge, möchte man meinen, ist nicht als Schoßhund gedacht. Dass die eine oder andere Dogge das ganz anders sehen kann, lässt sich in der Praxis sehr gut beobachten. Ein Dackel könnte von der Größe schon eher dazu geeignet sein, doch muss man sich wundern, dass diese kleinen Geschöpfe häufig eigensinniger, selbstbewusster und mutiger daherkommen als ihre sehr viel furchterregender wirkenden Artgenossen.

Die Größe allein ist es also nicht, die Aufschluss über das Wesen und den Charakter einer Tierart gibt, und hier lässt sich die Brücke zur menschlichen Homöopathie leicht schlagen, denn auch, wenn ein Mensch mit einer Lycopodium-Konstitution selbstbewusst erscheinen mag, ist er in seinem Herzen ein Feigling. Mit der Körpergröße hat das nur bedingt zu tun, denn Lycopodium finden wir sowohl bei kleinen als auch bei großen Menschen. Es scheint vielmehr eine innere Perspektive zu sein, die unseren Charakter ausmacht.

Das Haus, in dem unsere Seele wohnt, also unser Körper, bildet den Rahmen, in dem wir uns bewegen. Und die Anatomie mit ihren für das Individuum begrenzenden Möglichkeiten spielt ohne Zweifel eine wichtige Rolle. Doch fühlt sich ein Elefant wie ein Vogel und glaubt er, fliegen zu können, so wird er die Grenzen seiner körperlichen

Voraussetzungen bis an den Rand des Möglichen testen. Steht er mit dieser Wahnidee an einer Klippe und hat die Illusion, fliegen zu können, kann dies sein Leben maßgeblich verändern.

Die Kenntnisse der Anatomie und Physiologie stellen eine wichtige Voraussetzung für die Behandlung von Tieren dar. Die Art und Weise, wie sie sich aus diesem „Haus" heraus in der Welt zurechtfinden, bestimmt ihr Sein, ihr Erleben und auch ihr Leiden. Und dennoch ist es die innere Perspektive, das innere Erleben des Tieres, welches einen weitaus begrenzenderen Einfluss auf das Gleichgewicht von Körper, Geist und Seele des Patienten haben kann als die physischen Voraussetzungen.

Haben Tiere ein Bewusstsein?

Dieser Behauptung folgend, stellt sich die Frage, ob ein Tier überhaupt eine innere Perspektive und das dazu notwendige Bewusstsein haben kann. In der Vergangenheit ist diese Frage von Verhaltensforschern kategorisch verneint worden und das Vorurteil, Tiere seien mehr oder weniger rein instinktgesteuerte Wesen, hielt sich hartnäckig.

Neueste Forschungen auf dem Gebiet der Neurologie und der Bewusstseinsforschung auch mit Tieren haben gezeigt, dass wir uns mächtig täuschen, wenn wir annehmen, dass Tiere uns deutlich unterlegen sind.

„Tierverhaltensforscher haben inzwischen nachgewiesen, dass zwischen den mentalen Aktivitäten bestimmter Tiere (Elefanten, Hunde, Wale, Primaten, Papageien) und denen des Menschen kein kategorischer Unterschied besteht. Gleiches gilt für das Bewusstsein, das in Ansätzen sogar bei Wirbellosen und möglicherweise Protozyten zu finden ist. Geist und Bewusstsein grenzen den Menschen nicht gegen ‚die Tiere' ab."[1]

In bestimmten Bereichen sind sie uns hingegen absolut überlegen.

Es ist interessant, was der englische Wissenschaftler Peter Russel als Ergebnis seiner Auseinandersetzung mit dem Thema Bewusstsein schreibt: [2]

„Es ist schwer diesen Begriff zu definieren. Man könnte sagen, eine wache Person hat ein Bewusstsein, während jemand, der schläft, es nicht hat. Wir sprechen von sozialem, politischem, ökologischem Bewusstsein und wir können sagen, dass Menschen im Gegensatz zu anderen Wesen ein Bewusstsein haben, einfach weil Menschen denken und wir uns unserer selbst bewusst sind."

Er schreibt weiter: „Ich werde den Begriff Bewusstsein nicht auf einen bestimmten Bewusstseinszustand oder eine Art zu denken beziehen, sondern auf die Fähigkeit zum Bewusstsein, auf die Fähigkeit, innere Erfahrungen zu machen, unabhängig von der Art oder der Intensität der Erfahrung. Denn um Erfahrungen zu machen und sie zu verarbeiten,

---

[1] Mayr, Haben Tiere ein Bewusstsein, PDF Uni Zürich 2000, S. 312
[2] Peter Russel: Quarks, Quanten und Satori, Kamphausen 2002

also in veränderte Handlungsmuster umzusetzen, benötigen wir Bewusstsein. Diese Fähigkeit zu Bewusstsein beschränkt sich nicht allein auf Menschen."

Bei Tieren können wir aufgrund einer ganzen Reihe von Forschungsergebnissen sagen, dass sie definitiv über ein Bewusstsein verfügen, auch wenn der Anteil des Ich-Bewusstseins und evtl. der Grad der Abstraktionsfähigkeit wahrscheinlich nicht so groß sind wie beim Menschen.

Wenn also Säugetiere ein Bewusstsein haben, dann gibt es Anlass anzunehmen, dass Vögel, Reptilien und andere Tierarten bis hin zu den Mikroorganismen ebenfalls die Fähigkeit zur Erfahrung und damit zum Bewusstsein haben.

Wo soll die Linie also gezogen werden?

In der gegenwärtigen Wissenschaft geht man allgemein davon aus, dass es einer Art von Gehirn und eines Nervensystems bedarf, um ein Bewusstsein entstehen zu lassen.

Dies gilt, solange wir annehmen, dass das Bewusstsein der materiellen Welt entspringt. Genau hier begegnen wir aber dem Grundproblem des materiellen Metaparadigmas.[3]

Ob wir uns nun den Menschen oder Mikroorganismen anschauen – wie kann reine Materie jemals Bewusstsein hervorbringen? Denn dem gegenwärtigen Metaparadigma liegt die Annahme zugrunde, dass Materie unempfindsam ist und somit unfähig zur Erfahrung, geschweige denn zum Bewusstsein.

Die Alternative hierzu ist, dass die Fähigkeit zum Bewusstsein eine fundamentale Qualität der Natur ist. Das Bewusstsein entspringt nicht irgendeiner speziellen Anordnung von Nervenzellen oder der Tätigkeit zwischen ihnen: „Es ist immer gegenwärtig und scheint eher außerhalb als innerhalb des Körpers angesiedelt zu sein", so Peter Russel.

Vielleicht hat es mit der Leere zu tun, aus der Materie zum größten Teil besteht. Denn in der Physik ist längst bekannt, dass die Masse eines Teilchens, also der Atomkern, nur etwa ein Billiardstel des Gesamtvolumens eines Atoms einnimmt. Das Atom als Grundbaustein

---

[3] Metaparadigma = eine allumfassende Grundannahme

der Materie besteht somit fast ausschließlich aus leerem Raum und nur die Tatsache, dass und wie und mit welcher elektronischen Ladung sich die Elektronen auf der Umlaufbahn eines Atoms bewegen, entscheidet darüber, ob ein Element fest, flüssig oder gasförmig ist. Wir können daher mit Gewissheit sagen, dass alle Materie – und dazu gehören auch alle Lebewesen – bestenfalls aus Schwingung, also Bewegung besteht. Wir bestehen folglich überwiegend aus nichts!

Demzufolge ist der Ort für das Bewusstsein eher der Leere und der Schwingung als der reinen Materie zuzuordnen.

Wenn die Fähigkeit zum Bewusstsein allgegenwärtig ist, dann bedarf das Verhältnis des Bewusstseins zum Nervensystem einer neuen Betrachtung. Es ist nicht der Schöpfer, sondern der Verstärker des Bewusstseins und erhöht möglicherweise den Reichtum und die Qualität der Erfahrung.

Besonders wichtig für uns ist jedoch die Feststellung, dass die Fähigkeit zum Bewusstsein eine universelle Fähigkeit ist und dass es nicht erst zusammen mit dem Menschen oder den Säugetieren in Erscheinung getreten ist. Was sich während des Verlaufs der Evolution hervorbildete, war nicht die Fähigkeit zum Bewusstsein, sondern es waren die vielfältigen Erscheinungsformen und Dimensionen bewusster Erfahrung – der Inhalt des Bewusstseins!

Für die Tierhomöopathie spielt diese Sichtweise eine wichtige Rolle, denn der Versuch, Tieren bestimmte geistige Zustände oder Eigenschaften abzuerkennen, die mit der Fähigkeit zum Bewusstsein eng verknüpft sind, kann hiernach nicht aufrechterhalten werden. Dies bedeutet, sofern wir Tiere klassisch homöopathisch behandeln wollen, dass wir einen Zugang zur Erlebniswelt des Tierpatienten gewinnen müssen. Die Frage muss lauten: Wie erlebt und sieht unser Patient die Welt und aus welcher individuellen Perspektive heraus agiert und reagiert er? Wie nimmt er seine Existenz wahr und welche Handlungsmuster erwachsen daraus?

Betrachten wir anhand einiger Beispiele, welche geistig-emotionalen Zustände wir kennen und wie sie sich ausdrücken, und vergleichen wir sie mit ähnlichen Zuständen bei Tierpatienten. Wenn das Erleben auf Ereignisse fixiert ist, die in der Vergangenheit liegen, oder Ereignisse, die wir in der Zukunft ansiedeln, hat das sehr viel mit unserer inneren Perspektive, unserer geistigen Haltung zu tun.

Dies können zum Beispiel Trauersituationen, Schocksituationen oder angstvolle Erfahrungen sein, die jemand nicht verarbeitet hat und die sein Handeln weiterhin bestimmen. Aber es können auch Erwartungen von Ereignissen sein, die evtl. oder „gewiss" geschehen werden, Erwartungsangst vor Prüfungen oder evtl. möglichen schrecklichen Ereignissen.

Die meisten homöopathischen Arzneien spiegeln Zustände wider, die dem einen oder anderen Konzept folgend geneigt sind, Probleme zu kreieren. Es sind Zustände, die ein Bewusstsein voraussetzen, denn das Gedächtnis ist ohne Bewusstsein nicht vorstellbar. Es sei denn, wir sprechen von genetisch implantiertem „Wissen" oder genetisch programmiertem Verhalten, und selbst da ist die Frage, ob es in jedem Fall ohne Bewusstsein abrufbar wäre.

Ein etwas ungewöhnlicher Fall soll zeigen, dass Leidensmuster bei Tieren durchaus mit lang zurückliegenden Ereignissen verknüpft sein können. Was die Anamnese betrifft, so möchte ich erwähnen, dass ich zu diesem Zeitpunkt über gerade einmal 4 Jahre praktische Erfahrung verfügte und der Weg zum passenden Arzneimittel für mich noch ein ganz anderer, ich würde sagen, ein mühsamerer und eher analytischer war. Aber dazu kommen wir später.

Beispielfall: Lato

Ein 17-jähriger Wallach wird mir am 8. September 1992 vorgestellt. Er leidet seit April des Jahres an Durchfall. Als auslösende Ursache wird evtl. verdorbenes Brot angegeben. Der Durchfall wurde zunehmend schlimmer, besonders bei jeder Form der Belastung wurde es extrem stark.

Der Kot war grün mit einer Konsistenz wie Spinat, also wie ein Kuhfladen. Zeitweise war er wässrig mit unverdauten Getreidekörnern.

Der Kot riecht wie Schweinemist. Seit er den Durchfall hat, bestehen laute Darmgeräusche.

1991 hatte er Nierenprobleme mit vermehrtem Wasserlassen; der Urin war sehr schleimig bzw. dickflüssig und dunkel. Zu der Zeit bestand kein großer Durst. Jetzt trinkt er sehr viel und häufig, aber nicht so große Mengen auf einmal. Zurzeit frisst er recht gut.

So weit der Bericht des Besitzers, der sehr skeptisch ist, es aber doch noch einmal mit der „Naturheilkunde" versuchen will. Die Vorbehandlung durch den Tierarzt war vollkommen ohne Erfolg. Auch ein zweiwöchiger Klinikaufenthalt brachte nur eine geringfügige Besserung. Zu Hause ging es sofort wieder los. Besonders schlimm ist es, wenn das Tier auf die Koppel kommt und Gras frisst. Im Stall, mit viel Raufutter, geht es, da ist der Kot wenigstens dickbreiig, manchmal sogar etwas fester.

Lato ist ein recht temperamentvolles, aber auch sehr feinfühliges Tier. „Er geht immer vorn!" Wenn er galoppiert, schwitzt er leicht am Hals und an der Brust. Auch bei Aufregung schwitzt er leicht an der Brust. Er ist sonst sehr gutmütig, auch mit anderen Pferden. Er macht einen verspannten Eindruck. Angst zeigt er nur vor richtig lauten Geräuschen, sonst sei er nervenstabil.

Er ist staubempfindlich, bei nass-feuchtem Wetter oder Zugluft bekommt er sofort eine Rhinitis mit weißlichem, milchigem, flüssigem Nasenausfluss.

Überhaupt ist er sehr empfindlich, auch mit der Haut, die sehr zart und empfindlich ist und stark auf Insektenstiche reagiert. An den Genitalien war er deshalb sogar einmal blutig. Er mag keine Hitze, keine Sonne, wird davon apathisch. Bei Regen und Wind kommt es vor, dass er zittert. Das sind alle Informationen, die sich aus der Erstanamnese ergeben.

Ich muss gestehen, dass keines der Mittel, die sich aus der Repertorisation ergaben, so ganz zu passen schien. Daher verschrieb ich aufgrund der allgemeinen Sanftheit des Charakters und einiger passender Lokalsymptome Puls. C 200, was zumindest eine 50-prozentige Besserung zur Folge hatte. Ich war damit nicht zufrieden und bat den Tierhalter, noch einmal über mögliche Zusammenhänge nachzudenken, die für Lato in der Zeit vor dem Auftreten des Durchfalls bedeutsam gewesen sein könnten.

Am 11. September 1992 berichtet der Tierhalter: „Sie mögen mich ja für verrückt erklären und evtl. hat es auch nichts damit zu tun, aber vor

2 Jahren haben hinter dem Pferdestall zwei Gänse gelebt, die damals wahrscheinlich durch ein Gift umkamen." Die Halter meinen, dass es Lato seitdem schlechter ging, dass er antriebsloser war, wie plötzlich gealtert, mutlos. Er hatte die zwei Gänse in seiner Box schlafen lassen und manchmal lagen sie sogar an ihn geschmiegt direkt bei ihm. Die Antriebslosigkeit habe sich jedoch nach der Behandlung in der Tierklinik vor 3 Wochen etwas gegeben. Sie ergänzten weiterhin: „Er mag keine Männer." Das konnten sie nicht näher erläutern, aber vielleicht habe ich hier auch zu wenig nachgefragt.

Dass er keine Männer mag, könnte bedeuten, er hat Furcht vor Männern oder vielleicht hat er früher schlechte Erfahrungen mit Männern gemacht. In diesem Fall muss das sehr lange her sein, denn der Halter ist ein Mann und kommt schon lange sehr gut mit ihm aus. Solange er im Besitz dieses Tierhalters ist, wurde er nie grob gehandelt. Das merkt man auch, denn das Verhältnis der beiden ist sehr gut. Bleibt also eine Erfahrung, die auf sein Fohlenalter zurückzuführen ist. Aber das lässt sich nicht bestätigen. In der Homöopathie nehmen wir, was ist. Und die Furcht vor fremden Männern ist offensichtlich. Da Pulsatilla dieses Symptom abdeckt, finden wir eine Bestätigung für unser Mittel.

Die Geschichte mit den Gänsen ist da schon etwas schwieriger zu beurteilen. Immerhin ist der Durchfall erst 1,5 Jahre nach dem Tod der beiden Gänse eingetreten. Nur die Tatsache, dass er seitdem verändert war und als gealtert beschrieben wurde, ist interessant. Dennoch, selbst wenn es Kummer als Ursache sein sollte, Pulsatilla deckt auch dieses Symptom ab und hat Angst „vorm Schwarzen Mann". Ein Symptom, das man bei Pulsatilla-Tieren häufig beobachten kann. Es scheint der eigene Schatten zu sein, vor dem sich Pulsatilla fürchtet, oder besser gesagt, die männliche, dunkle, etwas raue und polterige, nach außen gerichtete Seite. Diese Seite lässt sich für Pulsatilla nicht so leicht integrieren und bereitet ihr Probleme. Daher die Furcht vor großen, polterigen, dunklen männlichen Gestalten. Ich bleibe daher erst einmal bei der Erstverschreibung.

Der Erfolg bleibt mäßig und besonders auf der Gemütsebene gibt es für mich keinen erkennbaren Fortschritt. So verordne ich aufgrund der Annahme, dass der Verlust der beiden Gänse doch eine gravierende Rolle für die Verstimmung der Lebenskraft des Patienten hatte, eine Dosis Nat-m. C1000. Interessant ist, dass ich diese Alternative von

Anfang an im Sinn hatte. Eine Woche später berichtet der Halter: Er äpfelt wieder, der Kot ist vollkommen normal. Auch Weidegang verträgt er wieder ohne Nachteile. Er macht einen sehr guten Gesamteindruck. Er ist wacher, ist mehr mit der Umgebung in Kontakt, teilnahmsvoller, nicht mehr so angespannt. Es geht ihm offensichtlich richtig gut. Die Besserung auf allen Ebenen besteht auch noch ein Jahr später.[4]

Dieser Fall zeigt sehr deutlich, dass ein lang zurückliegender Kummer als Ursache für die chronische Pathologie angesehen werden kann. Auch wenn die körperlichen Symptome erst sehr viel später entwickelt wurden, scheinen doch die Energie, die Lebenskraft und das individuelle Befinden mit dem Tod der Gänse „verstimmt" worden zu sein. Die Dynamik des Tieres, ob nun primär geistig oder emotional verändert, kann demnach auch aufgrund weit zurückliegender Ereignisse verstimmt sein.

Welche anderen Gemütsreaktionen lassen sich bei Tieren als Ursache für deren Krankheit ausmachen? Unsere Frage lautete: Wie erlebt und sieht unser Patient die Welt und aus welcher individuellen Perspektive heraus agiert und reagiert er? Wie nimmt er seine Existenz wahr und welche Handlungsmuster erwachsen daraus?

Schauen wir uns ein weiteres Beispiel an, das zeigt, wie wichtig die differenzierte Betrachtung der Motive und Handlungen sein kann.

Beispielfall: Snowy

Jack-Russel-Terrier, Rüde, geb. 24.03.2003

Farbe: rot-weiß

Grund des Besuchs: Hyperaktivität und permanenter Juckreiz

Datum der Erstanamnese 23.05.2005

---

[4] Den ausführlichen Fallverlauf und die Diskussion der zur Differenzialdiagnose herangezogenen Arzneien finden Sie im Kapitel „Kasuistiken" unter „Fortsetzung Fall Lato".

Die Anamnese und das Anamneseprotokoll wurden von einer Studentin durchgeführt und protokolliert.

Er kam mit 8 ½ Wochen von der Züchterin, da waren seine Milchzähne alle krumm und schief. Er musste 4-mal in der TiHo (Tierärztliche Hochschule Hannover) operiert werden, mit anschließendem Einsatz einer Zahnspange, die sicherlich Schmerzen verursacht hat.

Er kratzt sich sehr viel, ist hyperaktiv und zittert ständig.

Er wurde regelmäßig geimpft, auch gegen Borreliose, und wird 4-mal im Jahr entwurmt.

Er hat die Zahnbehandlungen gut ertragen.

Er hat sich auch schon vor den Zahn-OPs viel gekratzt.

Für den Juckreiz erhält er Dermanorm-Öl ohne medizinische Komponente, 1-mal wöchentlich wird er mit einem Shampoo vom Tierarzt gebadet.

Er kratzt sich viel, aber <u>nicht</u> bis es blutet! (Er hat nur einmal an der Rute etwas geblutet.)

Draußen kratzt er sich nicht! Aber er kratzt sich, wenn er sich langweilt.

Er hat sich das eine Wochenende ganz heftig gekratzt – hatte vorher einen Entzündungshemmer vom Tierarzt bekommen, auf den er dann wohl „allergisch" reagiert hat.

Anspannung => zittert am ganzen Körper – Erwartungsspannung

Er kann sich nicht entspannen; man kann beobachten, wie das Hinterbein zittert, wenn er liegt.

Seit 01.04.05 bekommt er Bachblüten.

Er geht mit Frauchen ins Büro, ist dann ganz brav trotz Publikumsverkehrs.

Beim Tierarzt ist es ganz schlimm, er bekommt dann vor Aufregung sogar Fieber!

Er wird panisch, wenn er Fliegen sieht.

Mit anderen Hunden ist er gut sozialisiert.

Beim Spaziergang lässt er sich gut abrufen, wenn die Halterin weitergehen möchte.

Er zieht im Feld an der Leine – daher geht er meist ohne; in der Stadt geht er gut an der Leine.

Wenn jemand einen Schritt auf ihn zugeht, geht er sofort in Deckung, er mag nicht konfrontiert werden.

Auf Fremde reagiert er sehr skeptisch – mag sich von Fremden nicht anfassen lassen – zieht sich dann immer weiter zurück, wenn er bedrängt wird.

Wenn er draußen Fahrradfahrern begegnet, ignoriert er sie erst. Sobald sie dann weiter weg sind, rennt er hinterher und bellt sie an, kommt dann wieder zurück.

Er mag nicht allein sein, ist allerdings auch nicht besonders daran gewöhnt worden.

Wenn er im Auto zurückbleibt, ist er ruhig, bis die Halterin zurückkommt.

Er war der Kleinste im Wurf und wurde von den anderen terrorisiert.

Er hat keine Angst an Silvester oder bei Gewitter.

Die Halterin hatte ihren vorherigen Hund mit 6 Jahren einschläfern lassen müssen und kurz darauf Snowy als Ersatz zu sich geholt.

Auf die Frage „Was meinen Sie ist das Wichtigste für Ihren Hund?" antwortet die Halterin: „Das bin wohl ich. Ich bin die wichtigste Bezugsperson."

„<u>Das</u> Wichtigste?" – „… dass sein Rudel (die Familie) dabei ist, wenn er draußen ist."

Futter: Seit 01.04.05 Trockenfutter für sensitive Haut – frisst seitdem mäkelig – kann nicht an den Zähnen liegen, da er auch Ochsenziemer kaut.

Er bekommt 1-mal wöchentlich Selbstgekochtes. Wenn er Dosenfutter bekommen hat, stinkt der Kot. Er nimmt keine Leckerlis.

Er war sonst eigentlich ein guter Fresser.

So weit das Protokoll der Anamnese. Wenn wir diese Beschreibungen auf uns wirken lassen, haben wir zunächst einmal eine Reihe von Daten und Informationen, die uns helfen sollen, eine verstimmte Lebensdynamik in ihrer innersten Qualität zu begreifen.

Lassen Sie mich an dieser Stelle ein wenig abschweifen und nachdenklich werden. Denn ganz ehrlich – wenn ich so etwas lese, drängt sich mir immer wieder der Gedanke auf, dass wir Homöopathen ein wenig größenwahnsinnig sind. Ein paar kleine Hinweise, ein paar Informationen und Symptome und der Homöopath weiß, welche innere Dynamik sich in seinem Gegenüber abspielt? Das ist doch komplett verrückt, oder?!

Mich macht es daher immer wieder sehr demütig, wenn ich erlebe, dass es möglich ist und gelingen kann. Unzählige Patienten haben dies immer wieder erfahren können und ich meine, dass es sich lohnt, auf diese Weise ein wenig verrückt zu sein. Wenn Sie glauben, Sie könnten das auch oder es zumindest auch lernen, dann willkommen im Club.

Was fangen wir nun mit diesen Puzzlestücken und Informationen, die bestenfalls Indizien sind, an? Das innere Erleben, die geistig-emotionale Dynamik des Patienten ist es, die wir erkennen wollen, um eine wirklich passende Arznei finden zu können. Wir können unsere Tätigkeit daher mit einem guten Kriminalisten vergleichen. Die Indizien können durchaus in die Irre führen, und so weiß der gute Kriminalist, dass ein möglichst umfangreiches und tief greifendes Verständnis von den Motiven des Täters zur Aufklärung des Falls führen kann. Er verrät sich immer über seine Taten. Das Muster seiner Handlungen spricht eine eigene Sprache. So ist es auch in der Homöopathie und besonders in der Tierhomöopathie.

Was haben wir nun über die innere Dynamik unseres Patienten Snowy erfahren? Wir haben gehört, dass er an Hyperaktivität und Juckreiz leidet. Stellen wir uns einmal konkret vor, wir selbst litten darunter. Welches Gefühl stellt sich da ein? Innerlich getrieben, aktiv zu sein, und wenn ich mich ständig kratzen muss, dann entledige ich mich immer ein wenig meiner Haut. Irgendwie fühlt sich das so an, als ob ich aus meinem jetzigen Zustand heraus möchte. Gut, das ist zunächst unsere subjektive Empfindung und als solche nehmen wir sie einmal wahr. Dann hören wir, dass es draußen besser ist. An der frischen Luft scheint sich also „mein" subjektives Befinden zu bessern, weil ich mich bewegen kann und vielleicht auch, weil sich etwas verändert.

Als Nächstes erfahren wir, dass er bei Erwartungsspannung mächtig zu zittern anfängt. Versetzen wir uns erneut in dieses Symptom hinein. Wie ist das, wenn man vor emotionaler Anspannung zittert? Es muss schon ein ziemlich verunsichernder Zustand sein, in dem wir uns befinden, wenn wir aus einem Gefühl heraus anfangen zu zittern. Vielleicht aus Angst oder Furcht, irgendetwas könnte geschehen, das uns aus der Bahn wirft, uns verletzt, uns tötet oder uns in anderer Weise überfordert? So würde es jedenfalls mir gehen.

Nun könnte man sagen, das Zittern sei doch rassetypisch für einen Jack-Russel, und damit das Ganze für unbedeutend erklären. In der Homöopathie ist jedoch aus ganzheitlicher Sicht jede Regung, jede Bewegung und damit absolut alles, was der Patient uns präsentiert, Ausdruck seiner Individualität. Ob eine Rasse zu bestimmten Themen neigt oder nicht, ist aus dieser Perspektive unbedeutend (darauf gehe ich später noch detaillierter ein). Viel bedeutender ist hingegen, dass man das Symptom richtig deutet. Ein zitternder Hund kann aus Erregung oder aus Frostigkeit zittern. Es könnte auch eine neurologische Störung als Ursache diagnostiziert werden. In jedem der Fälle ist das scheinbar gleiche Symptom anders zu bewerten und würde evtl. durch andere Rubriken repräsentiert werden müssen.

In unserem Fall haben wir es offensichtlich mit einer zittrigen Erregung zu tun. Die Hyperaktivität ist mit dem Juckreiz verknüpft, was wie eine Übersprungshandlung erscheint. Es ist seine innere Dynamik, die unseren Patienten bewegt, sich so zu verhalten, sich zu kratzen und bei Erregung zu zittern. Das ist noch etwas wenig. Was können wir also über die

Qualität der Erscheinungen sagen, was über die Umstände und Modalitäten?

Über die Erregbarkeit können wir sagen, dass Bewegung an der frischen Luft den Zustand bessert und dass er aus Erregung heraus sogar Fieber entwickeln kann. Also muss es ein sehr ängstlicher, vielleicht sogar als hypochondrisch zu bezeichnender Charakter der Erregung sein. Er scheint sich so sehr in seine Gefühle hineinsteigern zu können, dass er sogar Fieber entwickelt. Das ist außergewöhnlich und ein wichtiger Aspekt der inneren Dynamik unseres Patienten Snowy.

Dann erfahren wir noch etwas mehr über das, was ihn aus der Bahn wirft: Fremde und Fliegen. Letztere machen ihn ganz verrückt und sein Verhalten wird sogar als panisch beschrieben. Er muss also auch hier sehr tief beeindruckt sein von diesen kleinen Unruhegeistern, die da um ihn herumschwirren. Als mögliche Ursache haben wir die frühe Entfernung von der Mutter. 8 ½ Wochen sind durchaus üblich in Züchterkreisen, aber von der Welpenentwicklung her sollte dies nicht vor der 12. Woche stattfinden. Und obendrein hören wir, dass er als Welpe von seinen Geschwistern terrorisiert wurde, was auch immer das heißt. Vielleicht war er als Kleinster im Wurf ein Ω-Welpe, der als rangniedrigstes Tier die Zitze immer als Letzter gefunden hat. Aber das ist bis zu einem gewissen Grad Spekulation, denn wir haben dazu nicht mehr Information als diese eine Aussage.

Fassen wir also noch einmal zusammen. Wir suchen eine Arznei, die in einer Erlebniswelt zu Hause ist, in der sie sich zur Ruhelosigkeit getrieben fühlt, aus ihrer Haut möchte und sich ständig kratzen muss, intensive Gefühle mit körperlichen Überreaktionen entwickelt und Furcht vor Fremden und Insekten hat und wahrscheinlich unter den Folgen der frühen Entfremdung von ihrer Mutter leidet. Auch diese letzte Annahme müssen wir bis zu einem gewissen Grad als Spekulation ansehen. Bemühen wir nun das Repertorium, so stoßen wir auf folgende Rubriken:

Rubriken aus Mac-Repertory:

- Gemüt; ANGESPROCHEN; Abneigung, zu werden (73)

- Gemüt; ANGESPROCHEN; agg. (13)

- Gemüt; GEMÜTSERREGUNG, Gefühlsspannung, erregbar; allgemein (386)

- Gemüt; BESCHWERDEN durch; Gemütserregung; emotionale, Gemütssymptome durch (96)
- Gemüt; FURCHT; allgemein; Tieren, vor; Insekten, vor (12)
- Gemüt; RUHELOSIGKEIT, Nervosität; allgemein; geschäftig (22)
- Gemüt; RUHELOSIGKEIT, Nervosität; allgemein; hysterisch (14)
- Haut; JUCKREIZ; kratzen, muss sich (65)
- Haut; JUCKREIZ; Hautausschläge; ohne (31)
- Fieber, Hitze; GEMÜTSERREGUNG agg. (4)
- Fieber, Hitze; FIEBERANFÄLLE (45)

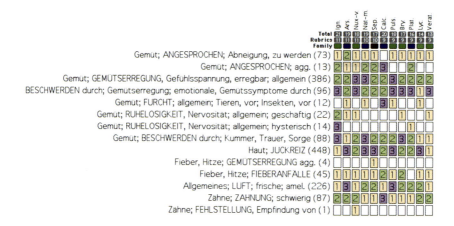

Differenzial-Diagnose (DD):

Ignatia: Von den in der Repertorisation am hochwertigsten repräsentierten Arzneien hat Ignatia als erstes Mittel in der Reihe eine Dynamik, die eine deutliche Ähnlichkeit mit der von Snowy aufweist. Es hat die gesteigerte Anspannung und Ruhelosigkeit als Ursache für das Leidensmuster Heimweh oder ein anderes Kummerthema. In unserem Fall ist das zwar nicht eindeutig zu belegen, aber relativ wahrscheinlich (auch die Nähe zum Tod des vorherigen Hundes könnte hier eine Rolle spielen). Den Juckreiz und das spontane Fieber kann Ignatia ebenso entwickeln wie höchstwahrscheinlich die Fehlstellungen der Zähne. Es ist zwar hier nicht im Repertorium vertreten, dafür aber bei ihrem nahen

Verwandten Nux vomica. Auch die Fähigkeit, sich in etwas hineinzusteigern und panisch zu reagieren, ist Ignatia sehr vertraut.

DD – Arsenicum album: Ein Mittel, das hier allein wegen seiner inneren Unruhe diskutiert werden sollte. Es ist eine Unruhe, die eng verknüpft ist mit der Furcht vor dem Tod oder einem Ereignis, einer Krankheit, die zum Tod führen könnte. Die Patienten sind jedoch kontrollierter als bei Ignatia. Sie sind besser in der Lage, ihre Unsicherheit zu überspielen, indem sie sich würdevoller, mit Haltung, reservierter und steifer präsentieren. Sie sprechen ungern über ihre Angst, versuchen, sie im Griff zu haben, was auch gelingt, solange jemand bei ihnen ist. Elemente davon finden wir ebenfalls in unserem Fall, doch kann man Snowy zu leicht in die Karten schauen, um hier ernsthaft an Arsenicum album denken zu müssen. Er ist emotional zu sehr und leicht in der Überreaktion. Arsen wäre das entweder nur in bestimmten Situationen, die Anlass zur Unsicherheit bieten, oder im fortgeschrittenen Stadium auf eine permanente, rastlos körperliche Art und Weise. Ignatia hingegen sucht sich Aufhänger für ihre emotionale Reaktion: Furcht vor Fliegen oder anderen Dingen, in die sie sich bis zur Panik hineinsteigern kann.

DD – Nux vomica: Die Patienten sind zwar ziemliche Hektiker, aber die Art der Ruhelosigkeit ist eine andere. Sie sind eifrig, übereifrig, nehmen sich zu viel vor und leiden dann unter dem Stress, den sie sich selbst produzieren. Sie reagieren nervös und gereizt, weniger hysterisch, weniger ängstlich. Angst wandeln sie leichter in Aggression oder Angriff um als in ängstliches Zittern oder panisches Fieber. Auch reagieren sie primär eher mit Magen-Darm-Problemen, Kopfschmerzen oder Lumbago, und was Kummer angeht, dafür haben sie erst gar keine Zeit. Ich zeichne hier ein sehr zugespitztes Bild, natürlich hat Nux vomica auch sanfte, zarte, empfindsame und traurige Facetten, aber die stehen weniger im Vordergrund, weniger im Zentrum der Bewegung.

DD – Natrium muriaticum: ist deutlich weniger emotional in der Reaktion. Die Patienten sind im Vergleich zu Ignatia unauffällig, können zwar durchaus unter Juckreiz und sogar Ruhelosigkeit leiden, doch tritt gerade die Ruhelosigkeit vornehmlich dann auf, wenn ihnen jemand emotional zu nahe kommt. Solange sie eine sichere Distanz wahren können, funktionieren sie und sind ruhig, distanziert und hilfsbereit. Sobald das Kummerthema wieder angesprochen wird, ziehen sie sich zurück, werden still und möchten ihre Ruhe. Bis sie sich gesammelt haben. Dann sind sie wieder freundlich und hilfsbereit. Die Dynamik ist also im Ansatz eine, die wenig zu unserem Fall passt.

Sie sehen evtl. schon an der Art der Diskussion zur Differenzialdiagnose, dass es immer um den Kern der Thematik, den Kern der Dynamik des Patienten geht, denn der Patient kann nicht anders, als sich zu offenbaren. Bewegung hat ihren Ursprung immer im Motiv und das Motiv ist immer eins mit dem Erleben der eigenen ganz persönlichen und individuellen Welt.

In unserem Fall gibt es genug Argumente, die für das eine oder andere Arzneimittel sprechen, doch nur eines scheint keinen Widerspruch zu erzeugen. Und so haben wir Ignatia 1M als einmalige Gabe verordnet.

Weitere Empfehlung: Nachdem die Erstreaktion beurteilt werden konnte, wird zur Umstellung auf eine naturnahe Rohfütterung geraten. Denn Snowy bekam in der Vergangenheit Trockenfutter, was unter anderem auch eine unterhaltende Ursache für den unspezifischen Juckreiz sein kann.

Der Fall ist sehr positiv verlaufen[5] und kann im Kapitel Kasuistiken in seinem weiteren Verlauf nachgelesen werden.

Was können wir von diesen Fällen lernen? Beide Fälle haben ihre Pathologien, wenn auch von unterschiedlicher Schwere, im Kontext von Trauer, Heimweh, Verlust oder Kummer entwickelt. Das Tier kann diese Ereignisse, sein Grämen, seine Leiden nicht mit menschlichen Worten beschreiben, aber es kann dennoch nicht anders, als sich zu offenbaren. Denn anhand der Muster, in denen ein Individuum als Folge seiner inneren Verstimmung, seiner veränderten Perspektive agiert und reagiert, spricht es zu uns. Und diese Sprache ist scheinbar international, sie bedarf keiner Worte, sie ist sogar häufig genug kaum mit Worten zu fassen. Sie entspringt dem innersten Empfinden, dem Schmerz, der Furcht, der Hoffnung oder der Sehnsucht.

Für den Behandelnden braucht es jedoch einiges an Übung, um ein Symptom oder ein Verhalten richtig einordnen zu können und dabei nicht immer wieder voller Selbstzweifel das Handtuch zu werfen.

---

[5] Verfolgen Sie den Fall gern im Kapitel Kasuistiken unter „Fortsetzung Fall Snowy".

Auch deshalb ist der große Interpretationsspielraum ein wichtiges Thema in der Homöopathie und besonders in der Tierhomöopathie.

In den folgenden Bänden der Schriftenreihe werden wir diese Problematik immer wieder ins Visier nehmen und uns der Möglichkeit nähern, dennoch ein möglichst präzises Bild von der individuellen Perspektive des Patienten zu entwickeln. Auch im Verlauf dieses Buches wird es reichlich Gelegenheiten geben, sich zu diesem Thema Gedanken zu machen.

Doch zunächst möchte ich noch einmal auf ein bereits angedeutetes Thema zurückkommen.

Rassenspezifische Merkmale

Eine hartnäckig wiederkehrende Frage, die bei der Behandlung von Tierpatienten und speziell bei der Beurteilung von Symptomen auftaucht, ist die Frage nach der Verwertbarkeit von rassenspezifischen Charaktermerkmalen und Eigenschaften.

Wenn es für einen Golden Retriever völlig „normal" ist, freundlich, liebevoll, liebesbedürftig, nachgiebig, folgsam, unterwurfig und verfressen zu sein, Bewegung und das Baden in kaltem Wasser zu lieben, häufig Ohrentzündungen zu entwickeln, nachdem er gebadet hat, wenig Durst zu haben und gern auf dem Rücken zu schlafen, dürfte man diesen Hunden eigentlich kein Pulsatilla verordnen, wenn wir rassenspezifische Merkmale ignorieren. Denn viele dieser konstitutionellen Merkmale sind bei Golden Retrievern[6] als Wesensmerkmale der Rasse beschrieben und wir verschreiben ja nur nach den „auffallendern, sonderlichen, ungewöhnlichen Symptomen", oder sind diese Merkmale das, was Hahnemann mit „... eigenheitlichen (charakteristischen) Zeichen und Symptomen"[7] meint?

Diese Diskussion taucht besonders deshalb immer wieder auf, weil einige Autoren von der Verwendung dieser Merkmale abgeraten haben. Aus meiner langjährigen Erfahrung kann ich nur dazu raten, diese Merkmale nicht grundsätzlich unberücksichtigt zu lassen, geben sie doch Auskunft über das Wesen und den Charakter des Tieres und vervollständigen damit das ganzheitliche Bild. Dies sollte jedoch in keinem Fall den Umkehrschluss zulassen, dass alle Golden Retriever nur eine einzige Arznei erhalten müssen, damit es ihnen wieder besser geht. Es heißt auch nicht, dass Nachgiebigkeit als Symptom hinzugenommen werden kann, nur weil unser Patient ein Golden Retriever ist. Wenn diese Nachgiebigkeit jedoch ein auffälliger Wesenszug ist, der Bestandteil seiner „im Inneren verstimmten Lebensdynamik" ist, dann wäre es ein

---

[6] Seinen Charakter kann man mit lieb, intelligent, sozial und gefühlvoll bezeichnen. Er ist sehr auf den Menschen fixiert, ein ruhiger Hund mit einem guten Gedächtnis und einem großen Anpassungsvermögen. Er benötigt allerdings auch sehr viel Bewegung und Auslauf, dies sollte man bei der Auswahl des Golden Retriever als Familienhund vorher in Betracht ziehen. Als Wachhund eignet sich der Golden Retriever in der Regel nicht, sein Schutztrieb ist im Vergleich zu anderen Rassen nur sehr schwach entwickelt. Gäste, auch ungebetene, werden in der Regel freudig begrüßt und nicht verbellt.
[7] Samuel Hahnemann § 153 Organon, 6. Auflage.

Fehler, dieses charakteristische Symptom zu ignorieren, nur weil es als Merkmal für eine Rasse beschrieben ist.

Vielleicht fällt es leichter, dies nachzuvollziehen, wenn wir überlegen, wie es sich bei uns Menschen mit Rassen oder Volksstämmen verhält. Die weißen Menschen mitteleuropäischen Ursprungs haben viele Gemeinsamkeiten, wenn man sie zum Beispiel mit den Ureinwohnern Australiens, den Aborigines, vergleicht. Die Unterschiede sind bereits äußerlich unübersehbar und auch von ihren Lebensgewohnheiten, Vorlieben, Bedürfnissen und ihrem inneren Erleben unterscheiden sich die Aborigines deutlich von uns Europäern. Aber würden wir deshalb auf die Idee kommen, alle typischen Charaktermerkmale von Europäern oder die Wesensmerkmale aller Aborigines bei der Anamnese einzelner Patienten grundsätzlich auszuklammern? Niemand würde auf eine solche Idee kommen!

Als Europäer wissen wir nur zu genau, wie groß die individuellen Unterschiede noch sind, obwohl es auch eine ganze Reihe von ähnlichen Merkmalen gibt.

Ein weiteres Beispiel mag verdeutlichen, wie wichtig es sein kann, rassenspezifische Merkmale eben nicht zu ignorieren und wie die profansten körperlichen Merkmale einen Hinweis auf die vorherrschende Konstitution einer Rasse geben können. Schauen wir einmal, zu welcher Arznei uns die folgenden charakteristischen Merkmale führen, wenn wir sie im Repertorium nachschlagen:

- Kleinwüchsigkeit

- Einfältigkeit, kindliches Verhalten

- Eile, Hast

- Sucht ständig Halt beim Tierhalter

- Möchte am liebsten immer auf den Schoß

- Augen hervortretend, faltiges Gesicht

- Atmung rasselnd, schnarchend, verstopfte Nase

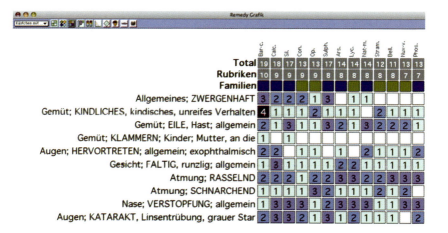

Das Ergebnis bringt an erster Stelle Barium carbonicum hervor, gefolgt von Calcium carbonicum, Silicea, Conium, Opium, Sulphur, Arsenicum album, Lycopodium, Natrium muriaticum und weiteren. Dass Stramonium, Belladonna, Nux vomica folgen, ist interessant. Auch Phosphor deckt immerhin noch 7 von 9 Rubriken ab. Aber dazu später.

Die Rassenmerkmale, die wir hier beschrieben haben, gehören zum Mops.

Gemessen am Wolf, dem Urvater aller Hunde, ist er kleinwüchsig, also zwergenhaft. Er wird vornehmlich als Schoßhund gezüchtet und gehalten und nicht zuletzt wegen seines Gesichts (Kindchen-Schema) als Kindersatz angeschafft. Ohne zu übertreiben kann sein Verhalten in vielen Fällen als unreif und kindlich beschrieben werden. Er lernt wie ein kleines braves Kind. Möpse sind für ihre „Pflegeleichtigkeit" bekannt. Bei Bedarf nimmt der Halter das Tier gern auf den Arm, so wird der Mops nicht zu sehr zum „Erwachsenwerden" angeregt. An der Straße anzuhalten, nur zu gehen, wenn eine Aufforderung erfolgt, und stehen zu bleiben, wenn dies gewünscht wird, stellt gewöhnlich keine Herausforderung dar, aber wenn Eigenständigkeit gefordert wird, hat er nicht selten Probleme damit. Im Vergleich zu anderen Hunderassen kann man den Mops in den meisten Fällen als einfältig bezeichnen.

So wird die Rasse auf einer Internet-Seite beschrieben:[8]

---

[8] Vgl. http://www.hundeinfos.de/index.php?status=beschreibung&rassen_nr=141

„Der sensible, fröhliche und freundliche Hund vergöttert sein Herrchen bzw. Frauchen. Wird er vom täglichen Leben seines Menschen ausgeschlossen, kann ihn das sehr verstören. Er beschwert sich aber nie, sondern zieht sich schmollend in seine Ecke zurück. Der Mops neigt auch nicht zum Kläffen und Bellen, wie es manch andere Hunde dieser Größenordnung tun, um sich wichtig zu machen. Er warnt jedoch und entwickelt sich manchmal zu einem aufmerksamen, kleinen Wachhund. Der Mops ist Fremden, wenn sie ihm ordentlich vorgestellt wurden, freundlich zugetan, und er erinnert sich an alle Personen, die er einmal kennen gelernt hat.

Der Mops hat aber eine kleine Macke: Er liebt es, hoch oben zu sitzen. Im Haus oder in der Wohnung klettert er oft auf einen erhöhten Platz – seien es der Schoß seines Menschen, die obersten Treppenstufen oder das Fensterbrett ... Damit will er sich aber keineswegs in den Vordergrund stellen, er tut es nur, um seine Umwelt besser beobachten zu können – verständlich bei seiner Körpergröße.

Der Mops ist zwar klein, hat aber unglaublich viel Energie. Er wird nie ruhig in der Ecke sitzen bleiben, sondern läuft von der Küche ins Esszimmer, vom Esszimmer ins Schlafzimmer, dann auf den Dachboden, vom Dachboden in das Büro, vom Büro in den Keller ... Immer auf den Spuren von Herrchen oder Frauchen. Dabei hält er sich aber auf jeden Fall an Regeln – wenn man ihm verboten hat, einen bestimmten Raum zu betreten, dann wartet er brav am Eingang.

Seine Kugelaugen sind sehr empfindlich gegen Staub, hohes Gras und Zugluft. Auch seine Hautfalten müssen regelmäßig gereinigt und trockengehalten werden, damit sich keine Ekzeme oder Infektionsherde bilden. Sein kurzes Fell benötigt wenig Pflege. Es riecht, selbst wenn es nass ist, nicht und muss nur ab und zu gebürstet werden.

Der Rassestandard schreibt für den Mops eine „kurze, stumpfe" Schnauze vor. Leider sind bei manchen Hunden diese Merkmale übertrieben stark ausgeprägt (ihr Fang ist flach und fast nasenlos), sodass Augen- und Atemprobleme auftreten können. Deshalb sollte man bei der Auswahl sorgfältig sein."

Würden wir all diese Merkmale ignorieren, wie kämen wir jemals auf ein passendes Mittel?

Es ist interessant, sich einige Wahnideen von Barium carbonicum anzuschauen und zu prüfen, ob diese Ideen etwas mit den charakteristischen Eigenschaften des Mopses zu tun haben können.

In der Beschreibung heißt es, er ist gern an Plätzen, an denen er alles überblicken kann. Am liebsten auf dem Schoß oder auf einem Treppenabsatz, auf halber Treppenhöhe etc. Wir haben gesagt, dass es eine Entsprechung zwischen dem inneren Erleben, der inneren Perspektive und der Bewegung des Patienten geben muss, weil er gar nicht anders kann. Das Muster seiner inneren Dynamik drückt sich mit jeder Zelle, jeder Geste, Haltung und Mimik aus. In der Rubrik *„Gemüt; WAHNIDEE; emporsteigen, dann fallen"* finden wir eine Entsprechung. Der Patient beschäftigt sich damit, wie es ist, oben zu sein oder unten, und verbindet das mit Furcht und Hoffnung. Die Wahnidee „hält sich für kleiner" unterstreicht dieses Thema und natürlich ist ein Mops gegenüber einigen Rassen wirklich zwergenhaft.

Mit der Wahnidee, sie werden ausgelacht, verspottet, worauf sie sich hinter Möbelstücken verstecken, drückt sich ein anderes Phänomen aus, das ich in meiner Praxis bei Möpsen auffällig häufig wahrnehmen konnte. Immer wenn es um den Patienten geht und besonders, wenn die Halterin Fehlverhalten beschreibt oder wenn sie über ein Verhalten ihres „Liebsten" lacht, scheinen Möpse eine gesteigerte Neigung zu haben, sich am liebsten unsichtbar machen zu wollen. Sie verkriechen sich dann gern, verstecken ihr Gesicht unter den Armen der Halterin oder suchen unter dem Stuhl Schutz. Wir lachen dann immer darüber, weil es so ausschaut, als ob der „Kleine" sich schämt, weil wir ihn ausgelacht haben. Sollte das ein weiterer Zufall sein?

Das in den Charaktermerkmalen beschriebene Bedürfnis des Mopses, möglichst immer in der Nähe der Bezugsperson zu sein, spiegelt sich in einer weiteren Wahnidee: verlassen, im Stich gelassen zu sein.

Folgen wir also der Idee, dass Rassenmerkmale grundsätzlich nicht berücksichtigt werden können, so müssten wir beim Mops eine bedeutende Menge an charakteristischen Merkmalen ignorieren. Die Arzneimittelfindung müsste sich auf weniger charakteristische Merkmale konzentrieren, was kaum im Sinne Hahnemanns sein kann. Im § 153 schreibt er „... sind die *auffallendern, sonderlichen, ungewöhnlichen* und *eigenheitlichen* (charakteristischen) Zeichen und Symptome des Krankheitsfalles, besonders und fast einzig fest in's Auge zu fassen ...". Er schreibt „eigenheitlich" und in Klammern „charakteristischen". Eindeutiger, meine ich, geht es nicht.

Eine ganzheitliche Perspektive, in welchem therapeutischen Kontext auch immer, verliert ihre Ganzheitlichkeit, wenn sie sich ausschließender Strategien bedient.

Abschließend möchte ich betonen, dass ich in meiner Praxis bei deutlich mehr als 50 % meiner Mops-Patienten mit nachhaltigem Erfolg eine Barium-Verbindung verordnen konnte. Dennoch wäre es ein grober Kunstfehler, bei jedem Mops sofort an Barium zu denken und nur noch in diese Richtung zu untersuchen.

Die Tatsache, dass der Mensch gerade beim Hund durch eine ausgesprochen vielgestaltige Züchtung die unterschiedlichsten Eigenschaften und Charaktermerkmale gezüchtet hat, darf uns nicht dazu verleiten, nun für jede Rasse die passende Arznei zu erarbeiten, um uns das Leben als Tierhomöopath zu erleichtern. Ein Mops erhält Barium, ein Golden Retriever Pulsatilla und ein Schäferhund Lycopodium – so einfach geht es eben nicht und dennoch werden wir diese Arzneien bei den beschriebenen Rassen häufiger antreffen als bei anderen.

Dies gilt es, zu erkennen und anzunehmen, ebenso wie die Tatsache, dass jeder unserer Patienten als Individuum einmalig ist und es nur darum geht, eine für ihn passende Arznei zu finden.

Ganz besonders wichtig ist, dass wir die Symptome nicht von der Rasse herleiten, sondern ausschließlich vom Patienten. Unsere Wahrnehmung spielt uns dabei gern einen Streich. Sie sagt uns: „Oh, das kenne ich, einen ähnlichen Hund hatte ich schon einmal in der Praxis. Golden Retriever sind so oder so ...! Ja, und er benimmt sich auch ganz ähnlich." Gut, Sie sagen, das ist nichts Neues und da haben Sie recht. Leider gehört aber gerade dieser Mechanismus zu den ganz großen Stolpersteinen in jeder homöopathischen Praxis, auch in meiner. Denn dass wir diese Neigung zeigen, basiert auf einem neurologischen Effektivitätskonzept. Das Gehirn muss aus der übermäßigen Fülle von Informationen selektieren. Dazu bedient es sich bekannter Muster von Verknüpfungen in den Gedächtniszentren des Gehirns. So ist es eine natürliche Neigung, diese Fehler zu begehen, und alle Homöopathen müssen lernen, damit umzugehen. Daher kann es sehr hilfreich sein, wenn wir uns dessen bewusst sind.

Kompensation

Kommen wir nun zu einem weiteren und immer wieder auch kontrovers diskutierten Thema, das in diesem Zusammenhang wichtig ist. Es ist die Frage, ob Tiere ebenso wie der Mensch in der Lage sind, ein kompensiertes Verhalten zu zeigen. Eng damit verknüpft ist die Frage, ob Tiere lügen. Betrachten wir daher zunächst einmal den Hintergrund, auf dem diese Fragen lokalisiert sind. Später möchte ich einige Fragen zu möglichen Kompensationsmustern in der Tierhomöopathie diskutieren.

Menschen, die sich zu Tieren hingezogen fühlen, äußern gern die Ansicht, dass Tiere ehrlicher sind als Menschen, dass sie nicht lügen und dass sie treuer sind.

Ein Blick in die Rubrik „*Liebe zu Tieren*" macht deutlich, welchen Hintergrund diese Ansicht haben könnte. Dort findet sich eine Reihe von Arzneien, die wir auch unter „Beschwerden durch enttäuschte Liebe" finden. Wenn ein Mensch zutiefst von seinen Mitmenschen enttäuscht ist, findet er in einem Tier oftmals einen „zuverlässigeren" Beziehungspartner. Einen Partner, der weniger widerspricht, der vor allem keine Forderungen stellt, der sich immer freut, wenn er einen wiedersieht, der sich besser bewegen lässt, das zu tun, was man von ihm erwartet, und der vor allem immer da ist, wenn man ihn braucht.

Das Tier dient dem Menschen häufig – und das muss ohne Wertung gesehen werden – als Ersatzpartner oder als Ersatzkind. Oder es dient als Leistungsträger, wenn es beruflich oder sportlich genutzt wird. Die Zuverlässigkeit von Hunden im Rettungsdienst oder als Blindenführhunde ist sagenumwoben. Tiere waren seit unendlich langen Zeiten zuverlässige Partner des Menschen und sind es gerade heute in der Rolle als Ersatz für gescheiterte Beziehungen zwischen Menschen umso mehr.

Es ist also nicht die Frage, ob es eine tiefe und vertrauensvolle Beziehung zwischen Mensch und Tier gibt. Die Frage ist nur, ob Tiere den ihnen zugesprochenen edlen Eigenschaften ohne Zweifel gerecht werden können. Stellen wir also folgende Frage:

Können Tiere lügen?

Wie bereits zuvor festgestellt, haben Tiere ein Bewusstsein. Tiere erkennen zum Teil sogar ihr Spiegelbild und haben somit ein Bewusstsein ihres eigenen Körpers. Zum abstrahierenden, selbstreflektierenden Bewusstsein fehlt ihnen, nach Hauser, eine „theory of mind", eine theoretische Auffassungsgabe. Offenbar können alle Tiere zwischen männlich und weiblich, jung und alt, verwandt und nicht verwandt unterscheiden, doch ob sie einen Sinn für das eigene Ich entwickeln können, ist bislang nicht eindeutig zu beantworten. Das hindert Tiere aber nicht daran zu lügen.

Marc D. Hauser[9] sagt dazu: „Tiere haben ganz klar die Fähigkeit, zu lügen. Sie tun das auf zweierlei Art: Einmal können sie durch Unterlassung lügen, indem sie Informationen zurückhalten, oder sie lügen aktiv mit gefälschter Information. Das ist nur eine reine Beschreibung des Verhaltens. Wenn man aber an dem Begriff der ‚theory of mind', der theoretischen Auffassungsgabe, die den Tieren fehlt, festhält, lügen Tiere auf andere Art als wir es tun."

Man könnte auch sagen, sie lügen „gewissenloser", weil sie ihr handeln wahrscheinlich nicht abstrahieren können und weil sie vielleicht keine Moral kennen. Obwohl dies nicht mit Bestimmtheit behauptet werden kann, denn Verhaltensnormen und „Regeln des Benehmens" finden wir bei Tieren ebenso ausgeprägt wie beim Menschen. Moral ist eng verknüpft mit diesen Regeln. Es gibt Dinge, die ein Wolf nicht tut, wenn er sich in der Rudelgemeinschaft keinen Ärger einhandeln möchte. Wo genau ziehen wir hier folglich die Grenze?

Wenn Tiere also lügen, wenn sie strategisch handeln können, wenn sie ein Bewusstsein von sich selbst entwickeln können, geht es bei den Untersuchungen lediglich um einen graduellen Wert, oder unterscheiden Menschen sich mit bestimmten Fähigkeiten ganz grundsätzlich von anderen Säugern?

Diese Frage kann immer seltener mit „ja" beantwortet werden, denn je weiter die Verhaltensforschung in diesen Bereich vordringt, desto größer werden die Zweifel, dass es grundlegend andere Fähigkeiten gibt. Es

---

[9] Marc D. Hauser ist Professor für Psychologie und Neurowissenschaften an der Harvard University und hat in seinem Buch „Wilde Intelligenz" das intellektuelle und emotionale Erleben der Tiere untersucht.

scheint vielmehr eine Frage der Spezialisierung zu sein. Das eine Säugetier hat einen speziellen Lebensraum „gewählt" und besondere Fähigkeiten entwickelt, die das Überleben in diesem Lebensraum sichert. In dieser Welt lebt es sich gut. Andere Säuger haben Fähigkeiten entwickelt, die ihrem Lebensraum entsprechen, und sind mit diesen erfolgreich. Das Gleiche gilt für den Menschen. Interessant ist in diesem Kontext, dass es offensichtlich möglich ist, die Körpersprache der anderen Art bis zu einem gewissen Grad zu erlernen und somit erfolgreich zu kommunizieren. Das gilt nicht nur für den Menschen. Raubtiere müssen in vielen Fällen die Absichten ihrer Opfer sehr präzise studieren und interpretieren lernen, wenn sie erfolgreich sein wollen. Mir erscheint es zunehmend schwieriger, irgendeine Fähigkeit oder Gemütsregung, die wir vom Menschen kennen, bei Tieren kategorisch ausschließen zu können.

Natürlich gibt es dennoch eine Reihe von geistig-emotionalen Zuständen, die wir in diesem Kontext kritisch reflektieren müssen und die sowohl in der Ethologie als auch in der Tierhomöopathie eine weiter zu erforschende Rolle einnehmen werden. Für die Tierhomöopathie ist interessant, dass das Repertorium bei näherer Betrachtung erstaunlicherweise nur eine relativ geringe Zahl von Symptomen enthält, die eindeutig eine Abstraktionsfähigkeit voraussetzen.

Das Symptom *„Wahnidee; die Leute sehen ihr ihre Verwirrtheit an"* ist bekannt für die Arznei Calcium carbonicum. Für dieses Symptom braucht es ein abstraktionsfähiges Bewusstsein. Der Patient muss sich selbst reflektieren können und sich in eine Metaposition begeben, aus der er seine Verwirrtheit und die Reaktion seiner Mitmenschen vor seinem geistigen Auge betrachtet. Nur so kann dieses Symptom vom Patienten beschrieben werden. An dem zugehörigen Gefühl ändert das jedoch nichts. Auch wenn der Patient ein Tier oder ein Kleinkind ist und diesen Gedanken nicht klar formen könnte, sein emotionaler Zustand wäre gewiss derselbe. Die Ebene der Verwirrung wäre eine andere und auf geistiger Ebene der Entwicklung des Patienten entsprechend mehr oder weniger ausgeprägt.

Doch würde das Kleinkind oder das Tier zu einem ähnlichen Verhalten neigen, auch wenn es seinen geistigen Zustand nicht sprachlich definieren könnte? Das hat eine Reihe von vergleichenden Studien über das Lernverhalten von Menschen- und Primatenkindern belegt. Teilweise sind in dieser Lebensphase Primatenkinder dem Menschen sogar überlegen. Dass wir nicht die einzigen Wesen sind, die eine Sprache lernen können, beweist Koko. Sie ist ein Musterbeispiel für die Gelehrigkeit von Primaten. Die heute fast 28-jährige Gorilla-Dame beherrscht über 1.000 Zeichen der Gebärdensprache und versteht mehr als 2.000 gesprochene englische Wörter. Geboren wurde Koko 1971 in einem amerikanischen Tierpark. Sie wird seitdem von einer Psychologin „unterrichtet". Mit zwei Jahren konnte sie bereits ihre ersten Sätze bilden.

Das subjektive Erleben eines Menschen wird wohl niemals gänzlich zu erforschen sein. Auch sein Gefühlsleben gibt Psychologen, Neurowissenschaftlern und Verhaltensforschern unendlich viele Rätsel auf. Das ist mit Sicherheit beim Tier nicht anders. Wir können folglich über jede noch so kleine Erkenntnis dankbar sein. Dennoch sollten wir sowohl der Wissenschaft als auch uns selbst gegenüber immer so kritisch eingestellt bleiben, wie es möglich ist, ohne in Selbstzweifel zu geraten. Denn in keinem Feld hat es so viele Irrtümer gegeben wie in der Wissenschaft. Tasten wir uns also vorsichtig Schritt für Schritt immer weiter vor, um ein möglichst präzises Bild von der Materie zu entwickeln, mit der wir uns beschäftigen. Und das ist unser Patient. Für uns kann es in jedem Fall nur um eines gehen: den Patienten in seinem eigenen Erleben so gut wie möglich zu verstehen.

Kommen wir nun zu unserer Ausgangsfrage zurück. In der Human-Homöopathie fällt immer häufiger der Begriff Kompensation, wenn es um die Beurteilung von Verhalten geht. Ob auch Tiere dazu in der Lage sind und wie wir den Begriff Kompensation in diesem Zusammenhang möglichst präzise definieren können, möchte ich gern etwas näher beleuchten.

Kompensation kommt vom lateinischen *compensare* und steht für „ausgleichen", „ersetzen". Etwas zu kompensieren heißt also, einen Zustand, ein Verhalten, einen emotionalen Zustand durch eine ausgleichende Aktion anzupassen.

Sankaran definiert den Begriff in seinem Buch „Das geistige Prinzip der Homöopathie" als „Maskierung bestimmter Aspekte unseres Wesens durch einen Willensakt (ohne diese Aspekte zu verändern). Diese Maskerade ist notwendig, wenn eine Situation nicht intensiv genug ist, um eine Veränderung dieser Aspekte zu erfordern, und eine bloße Maskierung ausreicht. In einem solchen Fall ist der Verstand befähigt, sich anzupassen, und das tut er auch. Somit ist Kompensation ein willentlicher Akt, etwas in unserem Wesen ein Gegengewicht entgegenzusetzen."

Danach wäre das Verhalten eines Huhns, welches sich bei Gefahr in einer Übersprungshandlung der Futtersuche widmet, keine Kompensation. Denn es ist kaum anzunehmen, dass sich das Huhn denkt: „Da ich nicht weiß, was ich tun soll, picke ich jetzt mal ein wenig Futter und tue so, als wäre gar keine Gefahr."

An diesem Punkt weicht meine Meinung daher etwas von der Sankarans ab. Wenn er schreibt, Kompensation sei ein „willentlicher Akt" und wir diese Aussage für wahr annehmen, wäre ein Verhalten, das auf unbewusste Weise als Ersatz oder zum Ausgleich eines anderen nicht lebbaren Verhaltens gezeigt wird, keine Kompensation. Dass ein kompensiertes Verhalten durchaus *„ein anstrengender, zum großen Teil unbequemer Prozeß, der mit einem Kampf gegen unser eigentliches Wesen einhergeht"*[10], sein kann, steht dabei außer Frage. Aber ich meine, dass eine Kompensation eben keinen willentlichen Akt darstellen muss. Der scheinbare willentliche Akt ist vielmehr das Produkt der geistigen Verarbeitung unseres aus einer emotionalen Notlage herrührenden Verhaltens.

Das Arzneimittelbild von Natrium muriaticum stellt für mich sehr schön dar, dass Kompensation durchaus unbewusst und unwillentlich stattfindet und einen ebenso anstrengenden und zum Teil sehr unbequemen Prozess des Leidens hervorrufen kann.

Der Natrium-muriaticum-Patient entwickelt seine Beschwerden als Folge von Kummer, Verlust einer geliebten Person, einer enttäuschten Liebe oder durch den Tod der geliebten Person. Der aus diesem Verlust resultierende Schmerz ist für den Patienten so ergreifend, vielleicht auch schockierend, dass er nicht weiß, wie er mit dem Schmerz umgehen soll. Im Gegensatz zu Ignatia, die dann evtl. in ein hysterisches Weinen, Schreien oder Beschuldigen verfällt und sich übermäßig in den Gefühlen verliert, fühlt Natrium muriaticum nichts. Sie ist wie abgeschnitten von ihren Gefühlen. Sie scheint nur noch aus einer Hülle, einem funktionierenden Etwas zu bestehen. Es ist, als ob alles Lebendige aus ihr gewichen sei. Als sei sie zu einer Salzsäule erstarrt. Dieser gefühlsleere

---

[10] Rajan Sankaran: „Das geistige Prinzip der Homöopathie"

Zustand ist der Grund dafür, dass sie nur noch funktioniert, oder wenn sie doch zu sehr an ihr verborgenes Leiden, ihren erstarrten Schmerz erinnert wird, zu Übersprungshandlungen neigt. *„Lacht über ernsthafte Dinge"* ist eine Rubrik, die diese Kompensation sehr schön wiedergibt. Der Patient ist durch die Schilderungen einer Leidensgeschichte eines anderen Menschen so sehr an seinen eigenen „unbeweinten und unbewältigten" Schmerz erinnert, dass „Es" eigentlich aus ihm heraus möchte. Aber sein Unbewusstes kann dies nicht zulassen, weil es Angst vor der Tiefe und Heftigkeit des Schmerzes hat. Weinen und Lachen liegen so nah beieinander, dass es fast logisch erscheint, dass der Natrium-Patient nun anfangen muss zu lachen.

Ich möchte sehr bezweifeln, dass irgendein Natrium-muriaticum-Patient sich überlegt, nun besser zu lachen. Und selbst wenn das der Fall wäre – die Idee, dass wir unser Verhalten durch unseren freien Willen selbst bestimmen, ist durch Ergebnisse der aktuellen Hirnforschung[11] sehr infrage gestellt. Danach will der Mensch eher das, was er ohnehin geneigt ist zu tun oder bereits tut. Der Geist hinkt also dem Impuls für ein Bedürfnis, eine Tat immer etwas hinterher.

Die Wahrscheinlichkeit, dass sich ein Natrium-muriaticum-Patient willentlich entscheidet, in einem Gespräch, in dem es um ernsthafte und sogar traurige Dinge geht, zu lachen, wäre zumindest nicht mit einem klaren Verstand denkbar.

Gehen wir von der allgemeinen Definition des Begriffs Kompensation aus, so ist damit lediglich ein ersetzendes oder ausgleichendes Verhalten gemeint, das seinen Ursprung durchaus auch im rein Emotionalen finden kann und keiner kognitiven und willentlichen Leistung bedarf. Ich meine, wir können die willentliche Seite dieses Prozesses eher als einen scheinbaren Aspekt begreifen. Es ist, als ob der Patient sich willentlich entscheidet, ein Ersatzverhalten zu zeigen. Wichtig ist vielmehr, dass er einen ursprünglichen Impuls kompensiert.

Die Materia Medica ist voll von Beispielen für kompensiertes Verhalten und wenn man es grundlegend betrachtet, ist sogar jede Form von chronischer Pathologie eine Kompensation. Der Patient beendet eine

---

[11] Insbesondere die Hirnforscher Wolf Singer und Gerhard Roth haben sich mit diesem Thema ins Gespräch gebracht. Auf der einen Seite gibt es den subjektiven Eindruck, frei zu handeln („Ich tue, was ich will."), auf der anderen Seite stehen die nüchternen Ergebnisse der naturwissenschaftlichen Forschung, die einen freien Willen ausschließen und zu einer Umkehrung des subjektiven Eindrucks führen („Ich will, was ich tue").

Auseinandersetzung, einen Konflikt nicht, indem er die Krise überwindet. Er geht einen Kompromiss ein und gibt sich mit einem Status zufrieden, den er akzeptieren kann, denn er fühlt sich zu schwach, um den Konflikt bis zum Schluss auszufechten.

In der Wildnis ist es in den meisten Fällen ganz einfach. Der Stärkere überlebt und das heißt, der Kampf muss zu Ende gebracht werden. Es geht um Leben oder Tod. Unsere heutige Welt ist voller Kompromissangebote. Wir haben Angst vor Konflikten und Krisen, Angst vor Infektionen (die nichts anderes sind als Konflikte mit einem Erreger) und wir fühlen uns als potenzielle Opfer, die ohne Hilfe oder ohne Kompensation nicht wissen, wie sie mit der Krise umgehen sollen.

Die folgende Grafik zeigt den Ablauf einer akuten Krankheit.

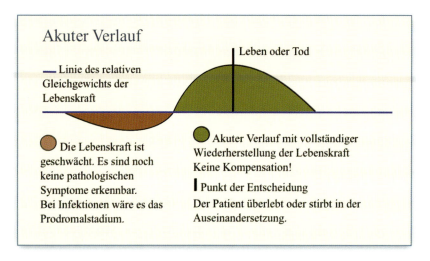

Der Patient ist durch widrige Lebensumstände (Haltungsformen) geschwächt und reagiert auf eine Herausforderung, einen „Angreifer" oder allgemein auf einen Konflikt mit akuten Symptomen. Er produziert zum Beispiel ein heftiges Fieber und meidet die Auseinandersetzung nicht. Ist seine Vitalität ausreichend, wird er die Infektion leicht überwinden und den Kampf mit dem Erreger gewinnen. Er wird die Krise meistern. Wenn die Lebenskraft zu schwach ist und nicht durch eine unterstützende Behandlung gestärkt wird, kann es sein, dass der Patient in diesem Fall stirbt.

Der dritte Weg ist der in die Chronizität. Der Patient geht den Weg des Kompromisses. Er akzeptiert seine Schwäche und lebt fortan mit ihr. Er stellt seine Vitalität nicht komplett wieder her. Jede palliative Behandlung kann in diesem Stadium zu einem chronischen Verlauf führen. Dies kann sowohl aufgrund von Antibiotika oder einer anderen schulmedizinischen oder naturheilkundlichen Behandlung erfolgen als auch durch eine unpassende und falsch dosierte homöopathische Arznei.

Dieser Kompromiss kann bereits als der erste „Ersatz", also eine Kompensation der Schwäche angesehen werden. Jedes chronisch-pathologische Muster wäre somit das Produkt einer Kompensation.

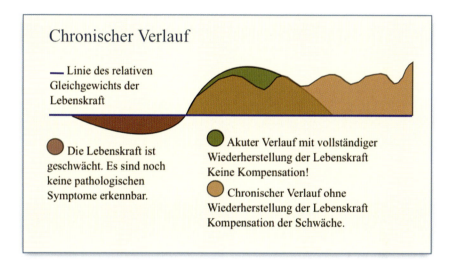

Diese Grafik zeigt im Hintergrund den akuten Verlauf. Im Vordergrund wird der chronische Verlauf der Krankheit angedeutet. Der herausschauende grüne Bereich präsentiert den Teil des Konfliktes, den der Patient nicht gelebt hat, die Ursache der Kompensation. Die Dynamik der chronischen Krankheit stellt somit die primäre Form der Kompensation dar. In jeder chronischen Behandlung geht es am Ende darum, den ursprünglichen Konflikt zu Ende auszufechten, um die primäre Krise zu überwinden. Das ist der Grund, weshalb „ungelöste" Krankheitsprozesse (nicht überwundene Krise) während der homöopathischen Behandlung in der umgekehrten Reihenfolge wieder auftauchen. Sie wollen gelöst werden.

Jede chronische Krankheit und jede Kompensation hat weitreichende Folgen für den Patienten. Daher kann es sehr bedeutend für den Erfolg unserer Arbeit sein, wenn wir ein Verständnis vom Ursprung und Muster der Kompensation unseres Patienten entwickeln. Die Frage, wieso er den auslösenden Konflikt nicht bewältigt hat, spielt dabei eine ebenso wesentliche Rolle wie das Muster, in dem der Patient kompensiert. Welchen Ausgleich, welche Ersatzhandlung „wählt" das Unbewusste des Patienten? Man könnte auch fragen: Welches Kompensationsmuster lässt die Konstitution des Patienten zu?

Stellen wir uns vor, dass ein Staphisagria-Hund ein Lycopodium-Herrchen hat. Der Lycopodium-Mensch hat viel Stress mit seinem Chef in der Firma und auch gegen seine Frau kann er sich nicht gut durchsetzen. Sein Hobby ist nun der Hund geworden und so verbringt er jede freie Minute mit ihm auf dem Hundeplatz. Er möchte seinen Hund als Schutzhund ausbilden und geht daher in eine entsprechende Hundeschule. Das Stachelhalsband gehört ebenso zur Ausrüstung wie der Maulkorb zum Führen in der Öffentlichkeit. Der Staphisagria-Hund schaut bei jedem 3.-4. Schritt sein Herrchen an, um sich zu vergewissern, dass er immer noch alles richtig macht. Ein leichter Ruck an der Leine und er zuckt zusammen, ein lauter Ton und er duckt sich und macht sich so klein wie möglich. Bei ernsthafter Schelte fängt er in extrem unterwürfiger und geduckter Position an, unterdrückt zu knurren.

Für den Polizeidienst (es sind viele Polizisten in dieser Hundeschule) wird er nicht geeignet sein, heißt es auf dem Hundeplatz. Er lässt sich nicht auf andere Personen hetzen, schon gar nicht, wenn der Besitzer brüllt, dass er endlich losmachen soll. Einmal hat er es dann doch getan und war nur noch schwer abzurufen. Da ist er völlig ausgeflippt, fast zur Bestie geworden und war nur schwer zu bändigen.

Die Kompensationsmuster liegen auf der Hand. Lycopodium kompensiert seinen Ärger und seine Wut auf die Firma, den Chef und auch auf die Frau und gibt seinen Frust an den Hund weiter und lebt seine Aggression am Hund aus. Auch wenn er die Aggression lebt, er lebt sie nicht dort, wo sie hingehört, und sie ist unangemessen. Dieser Prozess bedarf bereits einer Anstrengung des Patienten. Eine sekundäre Stufe der Kompensation könnte eintreten, wenn der Tierhalter in der Hundeschule einen neuen Lehrer hat, der auf sanfte Trainingsmethoden setzt, und fortan kein Stachelhalsband mehr zugelassen wird. Auch ist jede Form der Bestrafung tabu.

Unbewusst kompensiert der Lycopodium-Mensch seine Wut zum Beispiel, indem er zu Hause angekommen die Katze tritt und brüllt: „Muss denn diese scheiß Katze ewig im Weg sein!", nur weil die ihm zufällig über den Weg lief. Nach Sankaran bräuchte es dazu einen willentlichen Akt. Der Tierhalter müsste also auf dem Hundeplatz denken: „Gut, dann fang ich eben an, Regenwürmer zu quälen und die Katze zu treten."

Nein, so hat Sankaran das nicht gemeint. Vielmehr würde der Tierhalter nun zum engagierten Verfechter der sanften Hundeschule werden. Das bedarf einiger Anstrengung und eines willentlichen Aktes. Seine „primäre" lycopodische Natur würde vielleicht nur gelegentlich durchscheinen oder er würde einen Hass auf Katzen entwickeln, um die Kompensation zu kompensieren. Diese durch einen willentlichen Akt begründete Kompensation hat ihren Ursprung, wie auch von Sankaran beschrieben, in den Rahmenbedingungen, in denen eine primäre Kompensation bisher gelebt werden konnte, nun aber keine Möglichkeit mehr für diesen Ausgleich bietet. So ist es nur zu verständlich, dass dieser zusätzliche Druck wiederum kompensiert werden muss. Doch ich meine, dass es sowohl bewusst und willentlich als auch unbewusst zu einer weiteren Kompensation kommen kann. Die Frage, wie viel freien Willen wir überhaupt haben, ist für diese Definition nicht unbedeutend. Meine Erfahrung mit Tieren zeigt mir hingegen nur zu deutlich, dass die Grenzen zwischen primärer und sekundärer Kompensation nicht so eindeutig bestimmt werden können, wie Sankaran es uns anbietet. Hier scheint es noch offene Fragen zu geben.

Für unsere Arbeit als Tierhomöopathen ist diese Frage von grundlegender Bedeutung, denn sollte Sankaran recht haben, würden wir ausschließlich unkompensierte Arzneimittelbilder beim Tier erkennen können. Wie sieht also die Kompensation beim Tier aus?

Der Hund aus unserem Beispiel fühlt sich als Staphisagria unterdrückt. Durch das ewige Immer-nur-gehorchen-Müssen – bei jedem zweiten Schritt wurde am Halsband geruckt – ist jede Begleitung des Tierhalters ein einziger Stress. Die ständige Angst, wieder einen Fehler zu machen, erneut bestraft zu werden, zermürbt den Hund und führt zu einem profunden inneren Konflikt. Die gewaltige Wut, die sich mittlerweile in ihm aufgebaut hat, ist fast unermesslich. Manchmal könnte er dem Halter an die Kehle gehen, aber er hat Furcht, wieder bestraft, wieder geschlagen zu werden. Nur einmal ist er ausgerastet – „das haben die so gewollt". Aber hinterher war alles wieder beim Alten. Die Kompensation ist perfekt und nicht ganz ungefährlich für den Tierhalter. Beide sollten ihren Dienstherren einmal sehr deutlich die Meinung sagen, oder was meinen Sie?

Dazu passt eine weitere sehr interessante Erfahrung, die ich machen konnte. Ein Rauhaarteckel wurde von mir wegen seiner Epilepsie mit – ehrlich gestanden – mäßigem Erfolg über einige Zeit mit Nux vomica, Belladonna und ein paar anderen „Versuchen" behandelt. Die Anfälle waren zwar phasenweise weniger heftig und auch seltener, aber einen wirklichen Durchbruch, vor allem auch auf der geistigen Ebene, konnte ich nicht erreichen. Ich muss gestehen, dass ich nicht sonderlich traurig war, als die Kundin irgendwann fortblieb, denn der „kleine Stinkstiefel" war ein ziemlich giftiger kleiner Zwerg. Ein paarmal hat er mich fast gebissen und wann immer ich mich ihm freundlich näherte, zeigte er mir nur die Zähne und stellte die Nackenhaare auf. Ich muss dazu sagen, dass ich alle Behandlungen in der Wohnung der Halterin durchgeführt hatte.

Einige Jahre später erschien er nun in meinem Praxisraum und hatte vorn links eine Lahmheit. Hier verhielt er sich anfangs etwas weniger gereizt, aber untersuchen lassen wollte er sich nicht und er zeigte sich wieder von seiner garstigen Seite. In mir kamen alle alten Gefühle wieder hoch und als er mich wieder anknurrte, stand ich auf und sagte in klarem und sehr bestimmtem Ton: „Komm hierher und benimm dich!" Der Kleine war von Minute an mein bester Freund, auch heute, wenn er zur Behandlung kommt, begrüßt er mich freudig und schwanzwedelnd. Von Aggression war seit diesem einen Tag nichts mehr zu sehen. Ich muss erwähnen, dass sich mir, bevor ich mich ihm gegenüber so deutlich positionierte, der Verdacht auftat, dass er eine Lycopodium-Konstitution haben könnte. Aus Erfahrung weiß ich, dass man diesen Hunden, und seien sie noch so groß, nur mit Bestimmtheit gegenübertreten muss und sie benehmen sich augenblicklich sehr anständig.

Bitte versuchen Sie das nicht, wenn Sie das Gefühl von Stärke nicht wirklich empfinden können und unsicher sind. Versuchen Sie es bitte auch nicht, wenn Sie nicht sehr deutliche Hinweise auf Lycopodium gefunden haben. Sollten Sie sich getäuscht haben oder nicht die nötige innere Gewissheit erzeugen können, dass der Hund tun wird, was Sie wollen, ist dringend von diesem Vorgehen abzuraten.

Dieses Beispiel zeigt zwei unterschiedliche Kompensationsmuster. Zum einen ist es meine im Grunde ärgerliche Haltung ihm gegenüber. Dass er immer so giftig zu mir war (und das, wo ich doch der „Heiler und Hundefreund" bin), hab ich ihm unbewusst übel genommen. Aber natürlich habe ich mich in meiner Rolle als Tierhomöopath immer bemüht, entspannt und freundlich zu sein.

Bei dem Teckel waren es die Unsicherheit und das fehlende Selbstvertrauen, welches er mit einem auffällig dominanten und aggressiven Verhalten kompensierte. Als ich dann sehr deutlich gezeigt habe, wie ich fühle (was ich wahrscheinlich gleich zu Beginn hätte tun sollen), mussten weder der Kleine noch ich in dieser Hinsicht kompensieren und wir haben uns von Stund an miteinander sehr wohlgefühlt. Ich möchte damit vor allem zum Ausdruck bringen, dass auch Aggressionen einen Zustand der Kompensation darstellen können.

Sehr gut findet man dieses Muster auch bei Nitricum acidum wieder. Der Patient hält sich möglichst jeden durch boshaftes Verhalten so weit vom Leib, dass er seine „Ruhe" hat. Denn mit einem Menschen, der ein derart unfreundliches und wirsches Verhalten an den Tag legt, möchte niemand mehr etwas zu tun haben. Dahinter verbirgt sich jedoch eine manifeste emotionale Verletzung und tief sitzende Enttäuschung. Doch anstatt mit seinen Mitmenschen darüber zu sprechen, blufft er sie an, damit sie ihm möglichst fern bleiben. So kann er sichergehen, nicht erneut verletzt und enttäuscht zu werden. Dieser Prozess der Kompensation ist sicher nicht vom Patienten aktiv erdacht, also keine willentliche Entscheidung. Es ist vielmehr ein Ausdruck dafür, auf welche Weise er geneigt ist, emotionale Zustände zu kompensieren.

Ich meine, jeder Patient präsentiert uns in allen Phasen seines chronischen Leidens eine Fülle von Kompensationsmustern. Für mich ist es daher nicht so wichtig, zwischen kompensiertem und unkompensiertem Verhalten zu differenzieren. Interessant ist hingegen die Frage, ob es sich um eine primäre oder sekundäre Kompensation handelt.

Die primäre Kompensation bietet sich dem Patienten aufgrund seiner konstitutionellen Möglichkeiten an. Sie ist leicht zu erkennen. Ein Hund hat Angst und läuft fort, sucht die Nähe zum Menschen oder verkriecht sich unter dem Tisch. Diese primäre Art der Kompensation entspricht dem natürlichen Impuls des Patienten, einen unangenehmen Gemütszustand auszugleichen.

Die sekundäre Form der Kompensation entspricht dem, was Sankaran mit einem willentlichen Akt verknüpft, und beschreibt ein Verhalten, bei dem das primäre Kompensationsmuster nicht lebbar ist. Wenn ein Hund Angst hat und die Neigung fortzulaufen, dies aber nicht möglich ist, weil die Tür geschlossen ist, entwickelt er ein sekundäres Kompensationsmuster. Dies kann so aussehen, dass er anfängt, stattdessen unruhig im Kreis zu laufen oder die Möbel auseinanderzunehmen, seinen Artgenossen zu einer wilden Verfolgungsjagd im Wohnzimmer aufzufordern oder sich selbst an den Pfoten herumzuknabbern, bis die blutig sind.

Die Kompensation eines Verhaltensmusters, das wir als primäre Kompensation definieren können, signalisiert möglicherweise ein fortgeschrittenes Stadium der Pathologie, besonders wenn es in der Folge unabhängig von primären Auslösern beobachtet werden kann.

Je weiter wir aus miasmatischer Sicht in der Schwere der Pathologie fortschreiten, desto häufiger finden wir sekundäre Formen der Kompensation. Der Unterschied ist vor allem an der Frage zu messen, ob der Patient sich mit seinem kompensierten Verhalten noch wohlfühlen kann.

Pulsatilla kompensiert ihre Schwäche auf eine sehr schlichte Art. Sie weicht Konflikten aus, indem sie milde, sanft und nachgiebig wird. Auf diese Weise kompensiert sie ihre Schwäche auf der Ebene des Selbstbewusstseins. Die mangelnde Fähigkeit, sich zu behaupten, führt dazu, dass sie sich ungeliebt fühlt. Dieses Defizit kann durch die Liebe anderer kompensiert werden. Wir wissen, wie bedürftig Pulsatilla auf diese Weise für Streicheleinheiten wird. Sie möchte permanent bestätigt haben, dass sie geliebt wird, und fragt ständig nach. Bleibt dieser kompensierende Zuspruch für längere Zeit aus, reagiert sie letztendlich mit scheinbarer Härte. Sie kann sogar erstaunlich hartherzig erscheinen. Doch liegt eine Fülle von Kompensationsmustern zwischen diesem einfachen und für den Patienten relativ unaufwendigen, nachgiebigen Muster und der wesentlich anstrengenderen verhärteten Dynamik. Es strengt sie wesentlich mehr an. Es ist aber auch dem zentralen Defizit der Arznei näher. Pulsatilla kann ihren männlichen Aspekt nicht integrieren. Daher auch die Angst vorm „Schwarzen Mann". Sie kann sich nur mit viel Kraft als selbstständiges, unabhängiges und starkes Wesen empfinden und begreifen. Diese Form der sekundären Kompensation ist bei Pulsatilla-Menschen heute sicher häufiger anzutreffen, wird aber selten erkannt. Beim Tier haben wir nur selten mit der sekundär kompensierten Variante zu tun, denn das primäre Kompensationsmuster ist eines, welches dem Tierhalter sehr passt und das er in gewisser Weise sogar pflegt. So bietet sich der Pulsatilla-Konstitution beim Tier ein wirklich weites Feld und sie kann sich prächtig entfalten.

Die Frage, ob wir beim Tier kompensierte Verhaltensweisen finden, ist aus meiner Sicht ohne Zweifel mit „ja" zu beantworten. In der Praxis kann dies besonders dann von Bedeutung sein, wenn wir erkennen müssen, dass ein Tier unter besonders repressiven Haltungsbedingungen leidet. Das kann eine falsche Haltungsform sein, die zum Beispiel beim Pferd zum Weben[12] oder Koppen[13] führt, eine besonders strenge Trainings- oder Erziehungsweise bei Pferd und Hund oder die Haltung von zu vielen Katzen in einer Wohnung, die keinen „Freigang" ermöglicht. Entscheidend ist, ob das Tier durch diese Rahmenbedingungen genötigt ist, seine primären Kompensationsmuster zu ersetzen. Das dann provozierte Verhalten ist nicht als primäre Arzneidynamik zu interpretieren. Es muss also nach der ursprünglichen Dynamik des Patienten geforscht werden.

Zu prüfen ist aber in jedem Fall, ob es inzwischen zu einer Verlagerung der Dynamik auf eine tiefer liegende miasmatische Ebene gekommen ist. In diesem Fall stellen die präsenten Symptome und Verhaltensweisen eine eigene Krankheitsdynamik dar und müssen vornehmlich behandelt werden.

Fassen wir zusammen, was wir bisher über unsere tierischen Patienten sagen können:

---

[12] Weben ist eine Verhaltensauffälligkeit, bei der das Pferd in der Box (manchmal sogar auf der Weide) steht und sich stereotypisch mit dem Kopf und der Vorhand seitlich hin und her bewegt. Dieses Verhalten ist mit Hospitalismus vergleichbar.

[13] Koppen ist eine Verhaltensstörung des Pferdes und zählt wie das Weben zu den Stereotypien. Koppen bezeichnet das Öffnen des Schlundkopfes durch Anspannen der unteren Halsmuskulatur, woraufhin Luft in die Speiseröhre einströmt. Dabei entsteht meist ein deutlich hörbares Geräusch, ähnlich einem Rülpser beim Menschen.

- Sie verfügen über eine Intelligenz, auch wenn wir relativ wenig über die Art und den Umfang der Intelligenz verschiedener Lebewesen sagen können.

- Sie sind bewusst und haben eine Wahrnehmung, deren Konzept ebenso wie beim Menschen in der Vergangenheit oder der Zukunft gefangen sein kann.

- Sie können somit aufgrund von Kummer, Trauer, Sorge, Schreck, Schock oder Heimweh in eine chronisch-pathologische Dynamik eintreten.

- Sie können als fühlende Wesen Empfindungen entwickeln, die denen des Menschen sehr ähneln können. Dies können Gefühle von Verlassenheit, Furcht, Angst, Hoffnung, Trauer und Depression sein.

- Sie können ebenso wie der Mensch eine chronisch veränderte geistige Perspektive annehmen, die fortan jede ihrer Handlungen beeinflusst bzw. bestimmt.

- Sie verraten uns, wie diese Perspektive aussieht, indem sie sind, indem sie agieren oder reagieren. Sie können nicht anders, sie müssen sich offenbaren.

- Sie können ihr Erleben, also ihre Empfindungen, Bedürfnisse und Ängste, ebenso kompensieren wie der Mensch.

Das geistige Prinzip

Hahnemann hat bereits in § 11 des Organon[14] betont, dass jeder Krankheit eine geistartige Verstimmung der Lebenskraft zugrunde liegt. Er schreibt: *„... nur das zu einer solchen Innormalität verstimmte Lebensprincip, kann dem Organism die widrigen Empfindungen verleihen und ihn so zu regelwidrigen Thätigkeiten bestimmen, die wir Krankheit nennen ..."*

Rajan Sankaran betont in seinem Buch „Das geistige Prinzip der Homöopathie" die Wichtigkeit und Bedeutung eben dieser geistartigen Verstimmung, indem er das Konzept der Wahnidee einführt. Sie basiert auf einer emotionalen und geistigen Veränderung des Bewusstseins oder, anders ausgedrückt, auf der veränderten Perspektive des Patienten. Wie nimmt der Patient die Welt wahr, wie sieht er sich und andere und welche Verhaltensmuster entwickelt er daraus? Dies gilt in gleicher Weise für jedes Lebewesen, jeden Patienten, also auch für Tiere.

Dass Tiere aufgrund einer veränderten emotionalen und geistigen Haltung leiden können, haben wir bereits eindrucksvoll durch den Fall Lato erfahren. Ein weiterer Fall soll zeigen, wie wichtig es ist zu begreifen, dass wir auch in der klassischen Tierhomöopathie einem geistigen Prinzip und nicht dem Metaparadigma des materialistischen Weltbildes folgen. Unser Behandlungskonzept basiert dabei auf den physikalischen Kräften, die von der modernen Quantenphysik beschrieben werden. Danach liegt aller Materie ein energetisches Konzept zugrunde. Die mechanistische Weltanschauung sieht Energie als Folge von Materie an. Die Quantenphysik sieht es hingegen als erwiesen an, dass vor jeder materiellen Gestalt und Form zunächst ein dynamisches Kraftfeld existiert. Der Physiker David Bohm beschreibt es wie folgt: „Das Quantenpotenzial ist eine Art Informationsstruktur, die die kleinsten Teilchen umgibt und leitet. Während die Wahrscheinlichkeitswelle als Feld von Möglichkeiten verstanden wird, ist das Quantenpotenzial ein reales Feld, in dem alle Informationen über das Teilchen und seine Beziehungen zu allen anderen Teilchen gespeichert sind. Wie ein elektromagnetisches Feld ist es immateriell und trotzdem klar definierbar. Es ist jedoch keine klassische

---

[14] § 11 Organon: „Wenn der Mensch erkrankt, so ist ursprünglich nur diese geistartige, in seinem Organism überall anwesende, selbstthätige Lebenskraft (Lebensprincip) durch den, dem Leben feindlichen, dynamischen* Einfluß eines krankmachenden Agens verstimmt; ..."

physikalische Kraft, die auf das Teilchen einwirkt, sondern das Informationsfeld des Teilchens selbst."[15]

Der populistische englische Wissenschaftler Rupert Sheldrake führte hierfür den Begriff des morphischen Feldes ein. Danach gibt es für jedes Lebewesen ein gestaltgebendes Feld elektrodynamischer Art. Man könnte auch sagen, es gibt ein morphisches Feld für jeden individuellen Schwan, jedes Pferd, jeden Menschen, jede Maus und sogar für jeden Wurm und jeden Einzeller. Darüber hinaus gibt es morphische Felder für Gesellschaften, soziale Einheiten, Gruppen oder Herden. Diese Idee ist besonders in Hinsicht auf die Behandlung von epidemischen Erkrankungen sehr interessant und passt hervorragend zu den dabei zu machenden Beobachtungen und Erfahrungen.

Wenn wir mit hochpotenzierten Arzneien arbeiten, so ist es nicht die Materie, sondern die als Information darin enthaltene Idee eines möglichst ähnlichen Musters, welches der geistartig verstimmten Lebenskraft des Patienten entspricht. Das geistige Prinzip der Heilung basiert demnach auf Erkenntnis!!

Schauen wir, was der folgende Fall in Hinblick auf diese Gedanken zu erzählen hat.

Fall Shiera

Katze/weiblich, kastriert

Rasse: Karthäuser/grau

Geb.: 01.11.1991

Hausbesuch – Erstanamnese am 15.12.1999

Diagnose des Tierarztes (TA): Multiple Tumoren in der Lunge – durch Röntgenbefund bestätigt.

Empfehlung des Tierarztes: Einschläfern

Als mir die Katze vorgestellt wird, steht die Atemnot als Problem im Vordergrund. Sie bekommt ohne Kortison kaum noch Luft. Sie

---

15 Zitat: aus dem Buch „Anders Denken lernen" von Natalie Knapp

entwickelt dann häufige Attacken von Atemnot, sodass man sofort das Gefühl hat, sie stirbt gleich. Die Atmung wird während der immer häufigeren Anfälle sehr spastisch, was einen würgenden, erstickenden Husten erzeugt, der mit einem scheinbaren Erbrechen endet. Mit Kortison geht es einigermaßen.

Angefangen hat alles mit diesem Husten und Erbrechen, als sie ein halbes Jahr alt war.

Angenommen wurde eine Allergie gegen Futtermittel, aber es wurde nie diagnostiziert.

Zurzeit wird ein Futter für sensible Katzen gefüttert, das sie gut verträgt.

Ein Tierarzt hat auf Bronchitis, einer auf Haarballen im Magen behandelt, aber nichts half.

Dann hat ein anderer Tierarzt auf Asthma getippt und hat ein Langzeit-Kortison gespritzt. Das half aber nur ein paar Tage.

Es ging ihr aber nicht besser.

Erst seit ein Enzympräparat verordnet wurde, geht es ihr besser.

Sie hat keine Durchfälle mehr!

Seit dem Durchfall, der vor eineinhalb Jahren eintrat, ist sie magerer und struppiger im Fell. (Auch heute wirkt ihr Fell wie aufgestellt.)

Der Durchfall war flüssig bis wässrig. Sie hat es manchmal nicht bis zur Toilette geschafft. Der Kot war beinahe wie Erbrochenes und hat auch manchmal danach gerochen.

Sie schnupft und niest ab und zu. Ein Grund ist nicht auszumachen.

Sie spielt nicht, hat nie gespielt, auch nicht als Katzenbaby. Sie war immer ruhig und lieb.

Als sie zur Halterin kam, reagierte sie ängstlich auf Geräusche, fremde Menschen, ließ sich nicht anfassen, fraß nicht. Die Halterin hatte den Eindruck, dass ihr die Mutter sehr fehle.

Sie war im Wurf die größte und dickste und ihr Fell war immer etwas dunkler und zotteliger. Sie war von Anfang an die „erwachsene" und tonangebende Katze von den beiden.

Als die Halterin einmal über sie gestolpert ist, kam sie schuldbewusst auf die Halterin zu.

Sie putzt sich viel und ausgiebig.

Sie hat Furcht vor neuen Sachen.

Modalitäten: Wenn die Halterin nicht da ist, geht es ihr <.

Wärme <.

Durstig seit Kortison; aber auch durch Trockenfutter.

So weit der Bericht der Halterin.

Beobachtungen während der Anamnese:

Der Rahmen: Die Wohnung ist sehr sauber und sehr gepflegt. Weiße Möbel, weißer Teppichboden. Die Wohnung darf nicht mit Straßenschuhen betreten werden.

Die Katzen (Shiera hat eine Schwester, die ebenfalls im Haus lebt) sind etwas scheu und trauen sich nur langsam aus dem Nachbarzimmer herein. Shiera ist reservierter und zieht sich, nachdem alles in Augenschein genommen wurde, bald wieder in das Nachbarzimmer zurück. Auffällig sind ihre großen Augen, die ein wenig angstvoll dreinschauen. Als sie sich zurückzieht, scheinen ihre Lider eher schwer zu sein, als ob sie diese nur schwer offen halten kann. Ebenfalls auffällig ist, dass sie sich wie in einer Art Übersprungshandlung die ganze Zeit putzt. Die Halterin bestätigt, dass sie sich sehr viel mehr putzt als ihre Schwester.

Der Kontakt zur Halterin: Die Halterin ist sehr besorgt und wirkt fast ein wenig panisch in Anbetracht des drohenden Einschläferns. Sie möchte nichts unversucht lassen und so erhält Shiera nun eine letzte Chance durch die Homöopathie. Sie bittet mich herein und ich nehme auf dem weißen Sofa Platz.

Die Stimmung: Aufgrund der scheinbaren Ausweglosigkeit, die durch die Schwere der Pathologie und die Empfehlung des Tierarztes im Raum steht, erscheint die Stimmung sehr deprimiert. Es ist, als würde jemand auf sein Todesurteil warten, und die Belastung der Tierhalterin, die diese Entscheidung treffen soll, drückt sich in einer sehr verhaltenen, noch kontrollierten Spannung aus. Der Raum ist deutlich mit dieser Drohung erfüllt.

Die Situation: Die Katzen leben fast ausschließlich in der Wohnung und dürfen darüber hinaus nur auf den Balkon, der jedoch keinen weiteren Kontakt zur Außenwelt zulässt. Die Situation ist insofern durchaus mit einem Gefängnis vergleichbar. Die Katzen sind zwar sehr behütet und geliebt, aber auch das kann, wie wir von der Erziehung unserer Kinder wissen, einem Gefängnis ähneln. Die Halterin strahlt eine besorgte Grundhaltung aus und macht sich sehr viele Gedanken.

Das Bild: Shiera bekommt keine Luft, ohne Kortison erlebt sie Erstickungsanfälle. Sie hat die Lunge voller Tumoren, die ihr die Luft zum Atmen nehmen. Für mich weisen Tumoren immer auf eine Thematik hin, die für ungelöste Konflikte steht. Was für mich aber am auffälligsten ist: Sie hat als Welpe nie gespielt. Ein Kind, das nicht spielt, nimmt nicht richtig am Leben teil. Es ist, als ob Shiera das Leben nicht richtig annehmen konnte und als ob etwas sehr Schweres auf ihrer Seele, ihrer Brust lastet. Auch während meines Besuchs wirkt sie unbeteiligt, zurückgezogen, wie in ihrem eigenen kleinen Gefängnis. Das ist umso verwunderlicher, weil ihre Schwester, mit der sie gemeinsam zur Halterin kam, die Trennung von der Katzenmutter offensichtlich leichter und besser verarbeiten konnte. Shiera hingegen ist durch den Umzug immerhin so weit aus dem Gleichgewicht geraten, dass sie ihre gesamte „Kindheit" nicht spielen mochte. Inneres und Äußeres scheinen in diesem Fall offensichtlich eng miteinander zu korrespondieren.

Die Erkenntnis: Ich blättere im Repertorium, um Entsprechungen für die Symptome und vor allem die Dynamik des Patienten zu finden, und repertorisiere:

	Sulph.	Lyc.	Sep.	Phos.	Ars.	Calc.	Nat-m.	Merc.	Nat-s.	Bry.	Cina
Total	14	13	13	13	12	12	12	12	9	12	12
Rubrics	8	8	8	7	7	7	7	7	6	6	6
Family											
Gemüt; BESCHWERDEN durch; Kummer, Trauer, Sorge (88)	1	1	2	1	1	2	3	1		3	
Gemüt; FREMDE, unbekannte Personen; Gegenwart; agg. (19)	1	1	2	1			1			2	1
Gemüt; WASCHEN; ständig, wäscht sich; Hände, die (15)	2		1		1		2	1			
Gemüt; SPIELEN; Abneigung gegen, bei Kindern (16)	2	2	1			1		1			2
Gemüt; WAHNIDEE, Einbildung; lebenswert, hält sich für nicht (2)							1				
Allgemeines; DIABETES; mellitus (97)	1	3	1	3	1	1	1	2			
Allgemeines; WÄRME; agg. (175)	3	2	1	2	1	2	3	2	3	2	1
Stuhl; UNVERDAUT (116)	2	2		3	3	3		2	1	3	2
Husten; PAROXYSMAL (174)	2	1	3	1	2	2	1	1	1		3
Husten; ASTHMATISCH (129)	1	1	2	2	3	1	1	1	1	1	3

Während ich die Arzneien in Gedanken diskutiere, hat sich Shiera nach wie vor im Nachbarzimmer zurückgezogen. Als ich dann in der gedanklichen Differenzial-Diagnose auf Natrium sulfuricum komme, fügen sich in mir die Puzzleteile wie zu einem großen ganzen Bild zusammen und ich sage spontan: „Ich glaube, ich habe das passende Arzneimittel gefunden."

In diesem Moment kommt Shiera zurück in das Zimmer und fängt vor unseren Augen an zu spielen! Sie können sich vorstellen, wie verblüfft die Tierhalterin war, und auch für mich war es eine beeindruckende Erfahrung. Sie hatte ihr Leben lang nicht gespielt und sie ist nun bereits 8 Jahre alt. Es war, als ob der Moment des Erkennens selbst bereits ausreichte, um eine so gravierende Veränderung auszulösen. Der Gedanke, oder war es der Moment der Erkenntnis, schien hier bereits als heilsamer Impuls gewirkt zu haben.

Shiera ist im letzten Jahr, also nach weiteren 8 Lebensjahren, in einem für diese Rasse recht normalen Alter gestorben. Sie hat bis auf wenige Ausnahmen in den ganzen Jahren nur hin und wieder eine „Erinnerung" in Form ihrer Arznei benötigt. Ich habe dabei vor allem mit LM-Potenzen gearbeitet. Das Kortison haben wir zu Beginn der Behandlung innerhalb weniger Wochen auf null reduziert und es seitdem nie wieder benötigt. Der Fall schildert auf eindringliche Weise, wie wirksam das Ähnlichkeitsprinzip sein kann und wie wenig dazu gehören muss, um schnelle, sanfte und dauerhafte Heilung anzuregen.

Aber wenn dieser Fall den Eindruck erweckt, dass allein der Gedanke, oder besser gesagt, der Moment der Erkenntnis ausgereicht hat, um eine sehr spontane und beeindruckende Veränderung in unserem Patienten hervorzurufen, was ist dann letztendlich die heilende Kraft? Aus der Placebo-Forschung wissen wir, dass die Macht der Gedanken sehr überzeugende Ergebnisse erzielen kann. Besonders beeindruckt war ich von einer Studie, die den Placebo-Effekt in Kooperation mit einer Spezialklinik für Knieoperationen überprüft hatte. Einer Hälfte der Probanden wurde nur ein kleiner Schnitt am Knie zugefügt, die andere Hälfte wurde wirklich operiert. In der Placebo-Gruppe wurde die Operation simuliert. Alle Patienten waren wach und konnten die OP auf einem Monitor mitverfolgen (die Placebo-Gruppe sah ein Video) und hatten zumindest den Eindruck, wirklich operiert worden zu sein. Die Ergebnisse der Studie führten zu einigem Erstaunen. Der Placebo-Gruppe ging es ein Jahr nach der „Behandlung" wesentlich besser als den wirklich operierten Patienten. Somit lässt sich ableiten, dass der Placebo-Effekt, der ja bei beiden Gruppen wirken musste, insgesamt heilsamer war als die Operation durch den Chirurgen.

Für mich stellt sich hier nicht die Frage, ob Homöopathie ausschließlich auf diesem Effekt beruht, dazu habe ich genug Fälle erlebt, in denen sowohl ich als auch der Tierhalter fest an eine Besserung geglaubt haben und der Erfolg mit der „unpassenden" Arznei dennoch ausblieb. Das erste Mittel brachte gar nichts, das zweite auch nicht, erst als die passende Arznei gefunden war, gab es eine deutliche Heilreaktion.

Die Frage ist vielmehr, ob das Ähnlichkeitsprinzip, welches laut Hahnemann ein geistartiges Prinzip ist, vornehmlich mit Erkenntnis zu tun hat. Kann es sein, dass die passende Arznei wie ein Blick in den Spiegel der eigenen Seele wirkt, indem die Dynamik des Patienten reflektiert wird und er sich im übertragenen Sinne auf eine unbewusste Weise „selbst erkennen" kann? Es gibt den Satz: „Erkenntnis ist der erste Schritt zur Besserung." Ist die Homöopathie eigentlich eine Wissenschaft, die sich wesentlich mehr mit den Erkenntniswissenschaften beschäftigen sollte?

Wir werden später auf diesen Gedanken zurückkommen. Lassen Sie mich nur kurz eine Anmerkung zu der Frage machen, was wahr oder unwahr, falsch oder richtig ist. Und ich könnte es nicht besser ausdrücken als Nils Bohr[16], den ich wie folgt zitieren möchte:

„Das Gegenteil einer richtigen Behauptung

ist eine falsche Behauptung.

Aber das Gegenteil einer tiefen Wahrheit

kann wieder eine tiefe Wahrheit sein."

---

[16] Dänischer Physiker, Nobelpreisträger und Begründer der Quantenmechanik.

Der Prozess der Fallaufnahme

Nun gibt es nicht in jeder Anamnese eine ähnlich tiefe Erkenntnis und wir sind darauf angewiesen, über die Hinweise und Symptome, die uns zur Verfügung stehen, der „Wahrheit des Patienten" und somit der für ihn passendsten Arznei so nah wie möglich zu kommen. Die Bereitschaft und Fähigkeit des Tierhalters, sein Tier so präzise wie möglich zu beschreiben, ist sicher und ohne Zweifel eingeschränkt. Gleiches gilt für unsere Fähigkeit, das Verhalten des Tieres in ein bis zwei Stunden so weit zu verstehen, dass wir sein innerstes Thema erkennen. Wir dürfen nicht vergessen, dass der menschliche Patient, wenn auch nicht immer willens, so doch in der Lage ist, über seine tiefsten Gefühle und Empfindungen, seine Ideen und Konzepte zu sprechen. Auch wenn dies nur kompensierte Symptome sind, so können wir durch das Gespräch mit dem Patienten, durch seine Wortwahl, die Themen, die er anspricht, die Art, wie er darüber spricht, viel über diesen Patienten erfahren. Beim Tier haben wir diese Ebene scheinbar nicht. Wir können zunächst nur aus dem Kontext seines Verhaltens herauslesen, was wohl in ihm vorgeht, und bewegen uns hier sehr schnell auf Glatteis.

Allein die Gestaltung der Anamnesesituation können wir weitgehend beeinflussen und somit ein Feld vorbereiten und einen „Raum schaffen", in dem die Möglichkeit zu einer tief greifenden Erkenntnis eröffnet wird.

Sie meinen, das ist leichter gesagt als getan? – Das sehe ich ebenso und gebe Ihnen hundertprozentig recht.

Erinnern wir uns noch einmal, was wir bereits erarbeitet haben. Es ist das Muster der Aktionen und Reaktionen eines Patienten, das uns verrät, welches Arzneimittel das passendste und heilsamste ist. Das Ziel ist ebenfalls definiert. Unsere Aufgabe ist es, genau dieses Muster zu erkennen. Wir haben in etwa 1-2 Stunden Zeit, um unseren Patienten kennenzulernen, ihn in seiner Ganzheit zu erfassen, das Muster seiner Dynamik zu erkennen und zu der Erkenntnis zu gelangen, welches das passendste Arzneimittel für ihn ist.

Diese „Kleinigkeit" sollten wir mit Gelassenheit angehen. Wer sich Stress macht, ist mit sich selbst beschäftigt und das sollten wir angesichts einer solchen Herausforderung besser vermeiden. Also richten wir unsere ganze Aufmerksamkeit auf den Patienten und sein Erleben.

Wir haben gesagt, dass die Verstimmung der Lebenskraft ein geistiges Prinzip ist. Der Patient nimmt die Welt infolge dieser Verstimmung verändert wahr. Er unterliegt dabei einer Täuschung. Es kommt zu einer Verschiebung in der Wahrnehmung und folglich zu einer Veränderung seiner Handlungen. Denn die Materie folgt der Aufmerksamkeit. Ist die Aufmerksamkeit umgelenkt, ist auch die Materie umgelenkt.

Ein gesundes Pferd (ein Brauner) sieht den Weg, auf dem es geht. Es sieht einen mittelgroßen Stein am Wegesrand und viele Bäume. Es sieht die Rinder auf der Weide und die Vögel, die auffliegen. Es sieht die Sonne, die sich in den vom Wind bewegten Blättern reflektiert, und es sieht mal auf der einen, mal auf der anderen Seite immer einen Teil vom Reiter, der auf seinem Rücken sitzt. Es ist ein guter Reiter und das Pferd ist glücklich. Es geht entspannt und genießt gemeinsam mit dem Reiter die Bewegung und die Frühlingssonne. Die beiden nehmen die Welt so wahr, wie sie ist, und sie können ganz gelassen dabei sein.

Einige hundert Meter dahinter folgen ihnen zwei in ihrer Lebenskraft verstimmte Pferde mit ihren Reitern. Es ist ein Schimmel und ein Rappe. Der Schimmel sieht den mittelgroßen Stein am Wegesrand, macht einen Satz zur Seite rückwärts und lässt sich nicht an diesem Stein vorbeireiten. Der Rappe schließt sich an und versucht sogar, sich umzudrehen und zurück in Richtung Stall zu laufen. Die Reiter machen das, was gute Reiter tun: Sie bleiben ruhig und beharren darauf, dass die Pferde den Stein nicht als Gefahr ansehen müssen und machen ihnen mit sehr vorsichtigen Hilfen immer wieder Mut, den Stein einfach zu ignorieren. Leider sehen die Pferde das gar nicht ein. Eine Gefahr ist eine Gefahr und sie fangen an, sich eher noch mehr aufzuregen. Da die Reiter nicht nur gut reiten können, sondern auch noch ein wenig Pferdeverstand besitzen, steigen sie ab und führen die Pferde ganz entspannt am Stein vorbei. Sie berühren den Stein vielleicht sogar vorsichtig mit dem Fuß und zeigen den Pferden, dass nichts passiert. Dann steigen sie wieder auf und es geht weiter. Es dauert nicht lange und die Pferde entdecken die Rinder auf der Weide. Der Schimmel erschrickt wieder und macht einen Satz zur Seite rückwärts. Der Rappe, der sich wie gewohnt etwas hinter dem Schimmel her bewegt, versucht wiederum, den Ausritt in Richtung Stall zu beenden. Die Reiterin lässt das aber nicht zu und lenkt ihn wieder in Richtung Rinder. Als ein Vogel aus dem Gebüsch auffliegt, erschrickt der Schimmel erneut und die Reiter beschließen weise, die Sonne, die sich in den vom Wind bewegten Blättern reflektiert, doch lieber vom Boden aus zu genießen. Die Pferde sehen die Rücken ihrer Reiter und fühlen sich ein wenig besser. So ganz können sie sich nicht entspannen, doch kommt es zu keinen weiteren Aufregungen. Als es dann wieder Richtung Stall ging, sind die Reiter aufgestiegen, weil der Rappe plötzlich sehr eilig wurde. Vorher wirkte er eher lustlos. So richtig kann offensichtlich niemand von ihnen Freude an der Bewegung und der Frühlingssonne empfinden. Die vier nehmen die Welt jeder für sich so wahr, wie sie für sie ist, und können dabei ganz und gar nicht gelassen sein.

Jeder erfahrene Pferdemensch hat nun sicher eine Reihe von guten Ratschlägen parat und weiß, was die vier hätten anders und besser machen können. Aber darum geht es für uns ganz und gar nicht. Unsere Aufgabe war es, die Muster des Verhaltens zu erkennen und eine Idee vom inneren Erleben der Pferde zu erhalten.

Natürlich war das jetzt keine vollständige Anamnesesituation, aber dass ein Tierhalter eine solche Geschichte erzählt, ist nicht selten. Der Schimmel reagiert hier in zwei Situationen auf eine ganz charakteristische Weise. Er erschrickt und weicht einen Schritt zurück, bleibt dann aber stehen und will nicht an dem für gefährlich befundenen Objekt vorbei. Er versucht nicht zu fliehen, zurück in den Stall zu laufen, zu steigen und sich vom Reiter zu befreien. Er bleibt, wo er ist, und will sich nicht mehr vom Fleck bewegen. Erst als der Reiter absteigt und ihn behutsam am Stein vorbeiführt und später an den Rindern, lässt er sich bewegen. Wir haben gesagt: Materie folgt der Aufmerksamkeit. Wo war also die Aufmerksamkeit des Pferdes? Es ist anzunehmen, dass es auf die erschreckenden Objekte fixiert war. Denn an ihnen wollte es nicht vorbei. Es konnte alles andere nicht mehr wahrnehmen und hatte auch kein Interesse daran. Da war eine Gefahr und die musste fixiert werden. Hier entwickelt das Pferd, das sonst in der Halle recht gut mitmacht, einen eigenen Sinn.

Wir können an dieser kleinen Sequenz einige ganz offensichtliche Merkmale der individuellen Reaktionsweise des Pferdes erkennen:

- Es erschrickt leicht.

- Es erschrickt über Kleinigkeiten.
- Es wird eigensinnig, rigide.
- Und es zeigt uns auch, unter welchen Bedingungen es sich an der Gefahr vorbeibewegt. Nämlich wenn es geführt wird.
- Es möchte geführt werden.

Sie sehen, es ist gar nicht so schwer. Der Patient kann nicht anders als sich zu offenbaren.

Was können wir nun über den Rappen sagen? Wie hat er die Situation erlebt? Es war in beiden Fällen der Schimmel, der sich erschreckt hat. Die Reaktion des Rappen war dennoch in beiden Fällen ganz charakteristisch. Er wollte so schnell wie möglich zurück in den Stall. Auch als die Reiter nur geführt haben, wird er in dem Moment sehr lebendig, als es in Richtung Stall geht.

Dann scheint er sich hinter dem Schimmel ein wenig zu verstecken, denn er geht immer in der zweiten Reihe. Er geht ja ohnehin eher lustlos mit und muss ständig von seiner Reiterin erinnert werden, etwas zuzulegen. Über den Rappen lernen wir folglich:

- Er will nach Hause.
- Er bevorzugt es, nicht in vorderster Linie zu stehen.
- Er ist ungern von zu Hause fort.
- Er ist nicht so schreckhaft ist wie der Schimmel.
- Er wird langsam, wenn die Motivation fehlt.
- Er gibt aber dem Druck der Reiterin nach.

Als Tierhomöopathen ist es unsere Aufgabe, weiter zu fragen, weiter zu ergründen und so viel wie möglich über die beiden zu erfahren, um sie besser zu verstehen. Welche Möglichkeiten haben wir grundsätzlich und sind bestimmte Techniken, Wege, Strategien oder Methoden zu bevorzugen?

Wir können natürlich zunächst den Tierhalter befragen und seinen Geschichten weiter lauschen, oder wir können versuchen, uns ein eigenständiges Bild zu machen. Dazu sollten wir uns mit dem Patienten möglichst persönlich „unterhalten".

Die Situation ist durchaus mit der Behandlungssituation bei Kleinkindern vergleichbar. Kinder drücken sich ebenfalls sehr unmittelbar über ihr Verhalten, ihre Emotionen und Befindlichkeiten aus. Doch sobald sie sich sprachlich differenziert mitteilen können, werden wir in der Anamnese wieder von der Ebene der Körper- und Handlungssprache abgelenkt. Solange unsere verbale, abstrahierende Sprache kein Bestandteil der Unterhaltung mit dem Patienten ist, kann man die Anamnese von Mensch und Tier sehr gut miteinander vergleichen. Und ich bin der Meinung, dass die Sprache der Handlung und Bewegung den inneren Zustand des Patienten wesentlich präziser widerspiegelt als ein gesprochenes Wort.

Um das Pferd in seinem individuellen Erleben wahrzunehmen und um sein Verhalten richtig deuten zu können, müssen wir uns ganz auf das einlassen, was die Tiere uns mitteilen. Und das sind äußerlich zunächst ihre Bewegungen und ihre Handlungen, eventuell noch ihr Ausdruck. Es ist, wie bereits zu Beginn des Buches ausgeführt, unumgänglich, sich mit dem Verhalten und der Kommunikation der verschiedenen Tierarten gründlich vertraut zu machen, bevor wir die oftmals sehr feinen Zeichen lesen lernen.

Zum Beispiel empfinden viele Menschen, dass ein Pferd, das döst, traurig ausschaut, oder sie denken, wenn ein Pferd die Ohren anlegt, droht es ganz automatisch und schlägt gleich aus. Ein so oberflächlich beurteiltes Verhalten führt keinen Homöopathen zum passenden Arzneimittel. Wir müssen vor allem lernen, nicht selektiv, sondern integrativ wahrzunehmen. Es ist die Summe aller Zeichen, die das innere Erleben wiedergibt. Nicht die Interpretation einzelner Erscheinungen oder Eindrücke.

Um dies zu verdeutlichen, möchte ich von einem weiteren Fall aus meiner Praxis berichten.

Ich wurde zu einem Islandpferd gerufen, das nun schon über viele Monate an einem chronischen Husten litt. Der Tierbesitzer war nicht anwesend, aber seine Frau, die sich viel mit den Pferden beschäftigt, stellte mir den Patienten vor. Das Islandpferd stand an einem Anbinder und die Frau erzählte mir, wie und wann der Husten angefangen hatte, wie der Verlauf bis heute war und dass alle bisherigen Behandlungen erfolglos geblieben waren. Als ich nach dem Charakter des Pferdes fragte, sagte sie sehr spontan: „Dies ist das eigenwilligste Pferd, das wir je hatten. Mein Mann arbeitet ja nach Hempfling[17] und er versucht seit einem halben Jahr, das Pferd zu überzeugen, ihm ohne Führstrick zu folgen. Er bekommt das mit anderen Pferden meist innerhalb weniger Tage oder Wochen hin, aber dieses Pferd ist extrem stur und eigensinnig."

Da ich in dem kurzen Kontakt mit dem Pferd wenig von der Eigensinnigkeit wahrnehmen konnte, fragte ich, ob ich mit dem Pferd in den Picadero (der Halter hatte sich eigens für diese Arbeit ein überdachtes Gebäude mit den entsprechenden Maßen bauen lassen) gehen könnte. Die Halterin hatte nichts dagegen, meinte aber, ich solle mir nicht zu viel Hoffnung machen. Das Pferd sei eben ein „sturer Bock".

Wann immer es mir möglich ist, nehme ich mir die Zeit, mich mit dem Pferd in einem gemeinsamen Raum zu bewegen. Das kann eine Halle sein, ein Paddock, ein Roundpen oder ein Picadero. Es kann sogar die Wiese sein, obwohl das nur Sinn macht, wenn das Pferd einigermaßen gesättigt ist. Sonst erhalte ich kaum eine Chance, mich mit dem Pferd zu unterhalten, denn es ist frei und sein Interesse wird nicht bei mir, sondern beim frischen Gras sein.

Als ich mit dem Isländer im Picadero war, begann er sofort, sich auf der Bahn im Kreis zu bewegen. Ich hatte ihn nicht dazu aufgefordert. Er machte auf mich den Eindruck, als sei er sehr verwirrt über die Situation. Es sah so aus, als ob er vor etwas fortrennen wollte, etwas, das er nicht begreifen konnte und das ihn so verzweifelt ausschauen ließ. Ein Pferd rennt niemals ohne Grund im Kreis. Wenn es rennt, dann möchte es fliehen, sich austoben, oder es hat die Idee, dass ein anderes Pferd oder ein Mensch es von ihm verlangt.

Der irgendwie verzweifelte und verständnislose Ausdruck in den Augen des Pferdes, seine sehr angespannte, ja gestresste Körperhaltung und die

---

[17] Klaus Ferdinand Hempfling ist vor einigen Jahren durch sein Buch „Mit Pferden tanzen" berühmt geworden. Er arbeitet mit den Pferden in einem Picadero, einem Arbeitsplatz für Pferde mit den Maßen 16 x 16 Meter, und spricht in seinem Buch viel von Dominanz und freiwilligem Folgen.

Art seiner Bewegung lösten in mir den Wunsch aus, das Pferd zu beruhigen. Ich senkte dazu den Kopf und ließ die Schultern los, sodass ich eine eher harmlose Figur darstellte. Dann passte ich mich auf dem inneren Zirkel der Bewegung des Pferdes an, indem ich mit meiner rechten Schulter immer auf Höhe der Schulter des Pferdes war. Das signalisiert Gleichstellung und vermittelt eher das Gefühl von Partnerschaft. Es ist weder treibend noch führend, weder ausbremsend noch drohend. Diese Schulterposition ist eine Art Freundschafts- oder Friedensangebot. Wir begeben uns damit auf neutralen Boden, nehmen jeden Anspruch zurück und verlangen nichts. Nachdem sich das Pferd in etwa eine Runde so mit mir auf Schulterhöhe bewegt hatte, atmete es tief ein und schnaubte noch tiefer, fast wie mit einem Seufzer der Erleichterung ab. Es klang so, als ob es seinen ganzen Stress loswerden konnte. Als ich stehen blieb, blieb auch das Pferd stehen und als ich mich von ihm abwandte, folgte es mir eilig und fortan überall hin. Es war für den Rest der Anamnese wie mein eigener Schatten. Es schien sehr froh zu sein, jemanden gefunden zu haben, der einfach nur da ist, der nichts verlangt, der nicht bestraft, der einen nicht fortschickt, nicht treibt.

Man muss wissen, dass das sogenannte Pferdeflüstern, bei dem es in den meisten Fällen nur ein Ziel gibt, nämlich das *Join-Up*, eine ganz bestimmte, sehr einfache Struktur der Kommunikation beinhaltet. Dabei geht es darum, ein Pferd dazu zu bewegen, sich dem Menschen anzuschließen und ihm ohne Führstrick zu folgen. Es soll dem Menschen „freiwillig" folgen.

Diese Verhaltenssequenz finden wir auch bei Wildpferden, aber nur dann, wenn ein hartnäckiges Fehlverhalten korrigiert werden soll. Hat sich zum Beispiel ein Jungtier in der Herde wiederholt daneben benommen, schickt die Leitstute es fort und schließt es aus der Herde aus. Das ist eine sehr harte Strafe für ein Wildpferd. Denn die Sicherheit ist innerhalb der Herde. Isoliert ist ein Pferd am angreifbarsten und somit wird diese Form der Bestrafung einen erheblichen Stress darstellen.

Die älteren unter Ihnen können das Gefühl sicher nachempfinden, wenn Sie als Schulkind vor die Tür gestellt wurden oder von einer gemeinsamen Aktivität der anderen ausgeschlossen wurden. Das Ziel war ja, Sie reumütig zu stimmen, und da Sie nicht wieder ausgeschlossen werden wollten, haben Sie sich anschließend möglichst weniger auffällig verhalten.

So ähnlich wirkt auch der Ausschluss, den die Leitstute als äußerste Maßregelung ergreift, indem sie ein Jungtier aus der Herde ausgrenzt. Das Jungtier wird sich recht bald überlegen, sich „zu entschuldigen". Es wird signalisieren, dass es sich benehmen wird, und bittet um seine Wiederaufnahme. Dabei signalisiert es der Leitstute: „Ich folge dir, ich mache, was du möchtest." Es senkt den Kopf, fängt an zu kauen und wenn es die Erlaubnis erhält, folgt es der Leitstute, solange sie es verlangt. Diese Kommunikationseinheit haben sich Pferdetrainer oder sogenannte Pferdeflüsterer im *Join-Up* zunutze gemacht.

Stellen Sie sich nun bitte vor, Sie haben als Schulkind gar keinen Unfug gemacht und werden dennoch bei jedem Unterricht vor die Tür gestellt. Und stellen Sie sich vor, der Lehrer versteht nicht, dass Sie ihm sagen wollen, dass Sie nichts getan haben und dass Sie selbstverständlich weiterhin brav sein wollen. Er versteht nicht und schickt Sie permanent vor die Tür. Ein halbes Jahr lang. Sicher können Sie sich vorstellen, wie enorm die emotionale Belastung sein kann und wie „eng" einem dabei um die Brust werden kann, wie sehr es einem die „Luft zum Atmen" nehmen kann. Unser Patient bekam aufgrund seiner unter diesem Stress entwickelten COB[18] schlecht Luft.

Bis hierher kann man sagen, dass wir wahrscheinlich den zentralen Konflikt dieses Falls begriffen haben. Doch nun kommt es darauf an zu verstehen, in welcher Dynamik der Patient damit umgeht. Seine individuelle Reaktion, sein Umgehen mit dieser Thematik ist von zentralem Interesse für uns. Die Halter beschreiben das Tier als eigensinnig und stur, weil es „nicht folgen will". In unserer „Unterhaltung" stellen wir fest, dass das Tier sich mit großer Erleichterung an einen fremden Menschen anschließt, der zeigt, dass er nichts erwartet, nichts verlangt, der nicht von Fehlverhalten spricht und nicht von Ausschluss, von Bestrafung. Dann schließt sich das Pferd offensichtlich mit Begeisterung an. Sie können sich sicher vorstellen, wie die Halterin gestaunt hat, dass dieses „sture Pferd" innerhalb von 5 Minuten bereitwillig folgte und nicht genug davon bekommen konnte. Das heißt, es sucht eigentlich eine Figur, der es sein Vertrauen schenken kann. Dies ist offensichtlich eine andere Seite seines Charakters. Wenn

---

[18] COB = Chronisch-obstruktive Bronchitis

jemand Druck ausübt und es ungerecht behandelt oder bestraft, wird es eigensinnig und stur, aber es wirkt erleichtert, wenn es vertrauen und auch folgen kann.

So viel hat das Pferd uns bisher berichtet. In der Herde ist es gut mit der Leitstute befreundet. Sonst lässt es sich von fast allen das Futter streitig machen. Aber wenn die Leitstute in der Nähe ist, darf es auch vor den anderen fressen. Damit erfahren wir wieder etwas sehr Wichtiges über unseren Patienten: Er scheint sich gern an starke Charaktere zu halten, die ihm Halt geben. Auch die Tatsache, wie sehr er über die gesamte restliche Zeit der Anamnese an mir gehangen hat, zeigt, wie groß das Bedürfnis ist.

Als Eigenart beobachte ich noch, dass das Pferd die Zunge viel bewegt. Es sieht so aus, als ob es sich von irgendetwas auf der Zunge befreien möchte, wie ein Haar oder ein Strohhalm. Die Halterin meint, es sei ein Tick des Pferdes und diese Eigenart sei häufiger zu beobachten.

Das äußere Erscheinungsbild des Tieres ist ein wenig unharmonisch. Es wirkt eher eckig als gut proportioniert. Man kann nicht sagen, dass es mager ist, aber vielleicht an einigen Stellen ein wenig zu schlecht bemuskelt. Verglichen mit anderen Isländern ist es ein relativ zierliches Tier.

Es hat eine starke Neigung, Strahlfäule[19] und Mauke[20] zu entwickeln. Die wird meist mit einer Jodtinktur behandelt. Neulich war der Halterin aufgefallen, dass der Husten besser war, als die Strahlfäule und die Mauke so schlimm waren. Nach der erfolgreichen Behandlung mit Jodtinktur war der Husten aber wieder schlechter. „Wenn ich mir das recht überlege, war das schon ein paarmal so", meinte die Halterin.

Auch hier haben wir eine ziemlich klare Sprache. Die Beschwerden des Patienten sind relativ leicht zu unterdrücken. Das Pferd nimmt sich Kleinigkeiten offensichtlich sehr „zu Herzen". Man könnte auch sagen,

---

[19] Die Strahlfäule entwickelt sich meist in der Strahlfurche, dem der Hufsohle folgenden hinteren Teil des Hufes, an dem sich unter bestimmten feuchten Haltungsbedingungen und entsprechender konstitutioneller Veranlagung gern eine Furche bildet, in der sich das Bakterium *Fusobacterium necrophorum* ausbreitet. Das Sekret riecht häufig nach scharfem, altem, fauligem Käse. Das liegt wohl an der Zersetzung von hornigem Material.

[20] Die Mauke ist eine Erkrankung im Fesselbereich, die auch als Fesselekzem bezeichnet wird. Sie ist durch zu feuchte Haltungsbedingungen begünstigt und geht ebenfalls mit bakterieller Besiedlung einher. Die Ursache ist jedoch bislang nicht eindeutig geklärt. Die Fessel ist der Teil des Pferdebeines, der unmittelbar oberhalb des Hufes folgt.

es ist leicht zu beeindrucken, leicht zu unterdrücken. Ich habe den Fall ja als Beispiel dafür angeführt, wie wir aus der Summe aller Zeichen das innere Erleben des Patienten begreifen können.

Für mich war der offensichtlich größte Widerspruch in diesem Fall – die einerseits erlebte Eigensinnigkeit und Sturheit und andererseits die große Sensibilität des Patienten mit einem ebenso großen Bedürfnis nach Halt und Orientierung – ausschlaggebend für die Arzneimittelwahl: Das Tier erhielt eine Gabe Silicea C200 und wurde wieder gesund.

Sie können sich denken, dass ich selbstverständlich ein Gespräch mit dem eigentlichen Tierhalter hatte, in dem ich ihm zu verdeutlichen versuchte, welches Missverständnis sich in der Kommunikation mit seinem Pferd eingestellt hatte. Ich weiß nicht, inwieweit er sein Verhalten wirklich geändert hat. Ich weiß nur, dass der Husten nach etwa 3 Wochen völlig verschwand und ein halbes Jahr später auch noch nicht wieder aufgetreten war.

Silicea hat die Empfindlichkeit, es hat den Eigensinn und die Sturheit, wenn es sich nicht gewürdigt fühlt, es sucht eigentlich Halt und Stütze bei starken Charakteren, es neigt zu Strahlfäule und Mauke und es hat das „Gefühl eines Haares auf der Zunge".

Wir haben in diesem Fall sehen können, wie wichtig und ausschlaggebend das Verhältnis zwischen Tierhalter und Tier sein kann. Dass zum Teil sehr schwere Pathologien allein auf Beziehungsstörungen oder Konflikten beruhen können, ist keinem Homöopathen neu und so möchte ich mit Ihnen das Besondere an der Mensch-Tier-Beziehung ein wenig näher beleuchten.

Die Mensch-Tier-Beziehung

Dieses Thema ist so umfangreich, dass ich es in diesem Buch nur anreißen und lediglich einige grundlegende Gedanken zur Mensch-Tier-Beziehung diskutieren möchte. Die wichtigsten Fragen aus Sicht der Tierhomöopathie sind:

Kann oder muss ich die Beziehung von Mensch und Tier berücksichtigen?

Ist die Dynamik der Beziehung in die Arzneimittelwahl einzubeziehen?

Welche Rolle spielt die Beziehung von Mensch und Tier in der tierhomöopathischen Anamnese?

Die Frage, ob ich die Beziehung von Mensch und Tier in der tierhomöopathischen Praxis berücksichtigen kann oder muss, scheint auf den ersten Blick ein wenig profan, denn jeder Homöopath weiß, dass auch die Beziehungen zu den Familienmitgliedern oder Liebespartnern eine sehr entscheidende Rolle spielen können. Somit wäre dieser Teil der Frage bereits beantwortet, doch im Wort „kann" liegt eine Option, also die Möglichkeit der Wahl, und die weitere Frage, ob ich die Beziehung berücksichtigen „muss", enthält ein zwingendes Element. Exakt in diesem Spannungsfeld liegt für mich die Wahrheit, denn einerseits kann es sein, dass wir den Fall nicht lösen können, wenn wir die Beziehung unberücksichtigt lassen, und andererseits kann eine zu fixierte Aufmerksamkeit auf die Beziehungsebene den Fall sehr schnell in ein schiefes Bild rücken.

Der Hintergrund für diese differenzierte Betrachtung liegt zu einem wesentlichen Teil in dem bereits angesprochenen Thema der Übertragung von Ideen und Perspektiven, die wir meist unbewusst in den Fall projizieren. Nehmen wir an, ein Tierhomöopath bewegt sich selbst im Arzneimittelbild von Natrium muriaticum. Er hat eine ausgeprägte Liebe zu Tieren, ein Helfersyndrom und er kennt sich aus eigener Erfahrung sehr gut mit emotionalen Verletzungen, enttäuschter Liebe und Abschiedsschmerz aus. Er ist also sensibilisiert für diese Themen und Probleme auf der Beziehungsebene.

Ein Hund wird ihm vorgestellt, der während der ganzen Anamnese reserviert bleibt. Er stammt aus einem Tierheim und der neue Besitzer kann nicht so sehr viel über den Hund sagen. Auch ist er durch die Besuche beim Tierarzt gewohnt, dass man sich auf die Hauptbeschwerde (in diesem Fall ein Leckekzem) konzentriert und beschreibt, wie und wann es aufgetreten ist und dass es trotz der Behandlungsversuche vom Tierarzt nicht besser geworden ist. Der Tierhalter ist ein wenig gestresst, denn er hat nicht genug Zeit für eine ausführliche Anamnese mitgebracht und so ist er ein paarmal ziemlich schroff zu seinem Hund, weil der anfängt, vor der Tür zu stehen. Der Hund schaut traurig aus und möchte offensichtlich lieber gehen, so der Eindruck des Tierhomöopathen.

Der Tierhalter scheint zudem wenig mit Fragen nach dem Charakter und dem Gemüt anfangen zu können und besonders als das Gespräch auf die Beziehung der zwei zueinander gelenkt wird, werden die Antworten einsilbig. Die Beziehung zwischen Mensch und Tier wirkt auf unseren Tierhomöopathen gestört oder zumindest unharmonisch, die Gereiztheit des Tierhalters und die traurige Erscheinung des Tieres lassen ihn an ein Kummerthema denken. Was der Tierhomöopath nicht erfährt, ist die Tatsache, dass der Tierhalter sich den Hund angeschafft hat, nachdem seine Frau ihn verlassen hat. Die Trennung hat er in keiner Weise gewollt noch hat er sie verstehen können. Sein Schmerz ist sehr tief.

Schauen wir uns das Muster des Tierhalters vor dem Hintergrund dieser Information an, so ergibt sich ein klares Kummerthema, wie es unter anderem zu Natrium muriaticum passen würde. Der Tierhomöopath, als „Retter aller verlorenen Tierseelen", hat während der Anamnese mit seiner immer größer werdenden Abneigung gegen „diesen gefühllosen Tierhalter" zu tun und überlegt angestrengt, wie er dem Tier helfen kann. Er weiß, dass die Ursache für ein Leckekzem häufig psychosomatisch ist – und wie soll der Hund denn bei einem solchen Tierhalter gesund werden? Er beschließt, sich ganz auf die körperlichen Symptome des Hundes zu konzentrieren, und obwohl es hier nicht viel Verwertbares gibt, weist wenigstens das Verlangen nach Salz (er trinkt Salzwasser und leckt bei Menschen, zu denen er Vertrauen gewonnen hat, gern schweißige Hände) auf Natrium muriaticum hin. Er hat einfach „ein gutes Gefühl" zu dem Mittel und hofft, dass es passt. Er hofft auch, dass der Tierhalter zugänglicher sein wird, wenn er wiederkommt. Dann würde er mit ihm reden und schauen, welche Lösung es für den Patienten gibt.

Diese Situation habe ich erfunden, aber ich fürchte, sie spiegelt zu einem nicht unerheblichen Teil die Alltagsrealität in vielen tierhomöopathischen Praxen wider.

Analysieren wir die Situation, so gibt es hier mindestens drei offensichtliche Übertragungen (Projektionen). Die erste Projektion ist die vom Tierhomöopathen auf den Patienten. „Der Patient ist ein Opfer", lautet das unbewusste Urteil. Die zweite Projektion ist die vom Tierhomöopathen auf den Tierhalter. Der Tierhalter ist der Täter, er ist zumindest die aktuelle Ursache für das Leiden des Tieres. Die dritte Projektion ist die vom Tierhalter auf das Tier. Es soll Ersatz für eine gescheiterte Liebesbeziehung sein. Auch diese Projektion läuft völlig unbewusst ab.

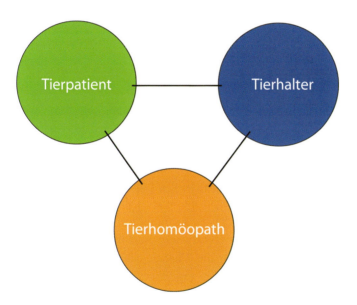

Dieses Beziehungsdiagramm zeigt, dass eine 1:2-Beziehung automatisch 6 Beziehungen impliziert. Jeder Beteiligte hat eine Beziehung zu den 2 anderen Figuren im Trio. Dabei spielt der Tierhomöopath eine Sonderrolle, denn er sollte sich in einer Meta-Position befinden.

In unserem Beispiel gelingt es ihm nicht. Er ergreift, wenn auch unbewusst, Partei und lässt zu, dass sich seine Wahrnehmung eingleisig entwickelt. Er erfüllt seine Rolle somit nur eingeschränkt. Der Tierhalter scheint sich aufgrund des Verlustes seiner Ehepartnerin nicht wirklich auf den Hund einlassen zu können und so wirkt dieser Umstand auf das Empfinden des Hundes. Der Hund ist auf das Wohl des Tierhalters angewiesen. Er erhält nicht die Aufmerksamkeit und Nähe, die er sich wahrscheinlich als Hund wünscht, denn als Hund ist sein individuelles Wohlbefinden sehr von der Einbindung in das „Rudel" abhängig. Die Integration scheint bisher nicht oder nur in ungenügendem Masse stattgefunden zu haben.

Unsere Aufgabe ist es nun zu ergründen, wie der Hund mit seinem „Schicksal" umgeht. Und hier ist schon interessant zu sehen, dass er Ansätze eines ähnlichen Musters zeigt, wie wir es auch beim Tierhalter finden. Er benimmt sich reserviert und erträgt eine Situation, in der über ihn, seinen Charakter und sein Erleben gesprochen wird, nur ungern. Er möchte am liebsten den Raum verlassen. Aber er insistiert nicht, er nervt nicht, er kratzt nicht an der Tür. Der Tierhalter scheint dennoch genau zu wissen, was der Hund will. Irgendwie scheinen sie sich doch schon ganz gut zu kennen.

Wir kommen hier an einen sehr wichtigen Punkt, denn wie bereits erwähnt, haben Kinder und Tiere eines gemeinsam: Ihr Verhalten ist nicht oder nur sehr wenig durch ihren Verstand geprägt. Ihre Kommunikation läuft primär auf der Ebene von körperlicher Wahrnehmung (Körpersprache) und den eng damit verknüpften Empfindungen ab. Sie haben ein unglaublich gutes Gespür für das, was „in der Luft liegt". Sie kennen das wahrscheinlich sehr gut von Kleinkindern. Wenn die Mutter genervt ist, schreit das Baby die ganze Zeit. Sobald der Vater, die Tante oder die Großmutter das Kind auf den Arm nimmt, wird es ruhig, vorausgesetzt diese Person ist nicht ebenso „genervt". Kinder und Tiere nehmen die Energie ihrer Umgebung sehr leicht auf und lassen sich und ihr eigenes Erleben sehr davon beeinflussen.

Ein weiterer Fall soll dies belegen. Ich wurde zu einem jungen Bearded Collie[21] gerufen, der nicht mehr vom Grundstück gehen wollte. Das Grundstück lag auf der rückwärtigen Seite an einem Weg, der als Rundwanderweg um einen See führte. Auf diesem Weg war gar nicht weit vom Grundstück der Halterin entfernt Folgendes geschehen: Ein Schäferhund, der zu einem der Nachbargrundstücke gehörte, kam aus der offen stehenden Pforte geschossen und stürzte sich auf den Hund der

---

[21] Der Bearded Collie ist ein grau-weißer langhaariger schottischer Hütehund.

Halterin. Seit diesem Ereignis fing der Hund schon beim Verlassen des eigenen Grundstücks an, sich gegen die Leine zu stemmen.

Ich bestand darauf, mir die Situation und den Hund persönlich anzusehen, obwohl die Halterin recht weit entfernt von meiner Praxis zu Hause war. Auf dem Rasen hinter dem Haus lernten wir uns kennen. Der Patient war recht offen und zugänglich. Wir spielten ein wenig und ich machte ein paar Übungen mit ihm. Alles klappte wunderbar und das Vertrauen war schnell aufgebaut. Nachdem die Halterin einiges über das Verhalten des Hundes berichtet hatte – „er zittert wie Espenlaub, wenn ich versuche, mit ihm das Grundstück zu verlassen" –, bat ich sie, etwa 20 Meter hinter uns zu bleiben. Ich würde nun versuchen, mit dem Hund das Grundstück zu verlassen.

Der Bearded Collie folgte mir bereitwillig und wir verließen „sein" Grundstück. Er wedelte mit dem Schwanz und freute sich offensichtlich, dass wir einen Spaziergang machen wollten. Dann bewegten wir uns in Richtung „Tatort" und noch immer signalisierte der Schwanz des Hundes nichts als Freude. Selbst an der Stelle, an der die Beißerei stattgefunden hatte, und noch nicht einmal an der Gartenpforte des Grundstücks, von dem der Schäferhund entwichen war, zeigte der kleine Kerl auch nur die leisesten Anzeichen von Angst.

Die Halterin war sehr überrascht und zugleich betroffen von diesem Erlebnis, denn ihr wurde nun klar, dass es wohl ausschließlich ihre Angst, ihre Unsicherheit war, die das ängstliche Verhalten des Hundes ausgelöst hatte.

Nun gehören ja zu jeder Beziehungsdynamik wenigstens 2 Charaktere. Was wir über diesen Hund sagen können, ist, dass er wohl sehr bereitwillig die Gefühle und Unsicherheiten der Tierhalterin aufnimmt. Gleiches scheint aber auch für die entspannte Haltung zu gelten, die ich mitbrachte. Wir können so weit wohl sagen, dass er sehr beeinflussbar ist. Ein selbstbewusstes, charakterstarkes Tier würde vielleicht selbst dann, wenn die Halterin Unsicherheiten zeigt, kein Aufhebens von der „Sache" gemacht haben. Aber wir dürfen nicht vergessen, dass es sich um ein junges Tier handelt, das ähnlich wie Kinder noch sehr formbar ist. Ein Tier mit einem starken Beschützerinstinkt würde in einer solchen Situation möglicherweise jeden und alles, was sich annähert, als potenzielle Gefahr deuten und sich vor die unsichere Halterin stellen. So viel „Selbstbewusstsein" hat unser Patient (noch) nicht gehabt.

Das Verhalten des Tieres ist, wie ich bereits zuvor erwähnte, vor dem Hintergrund seiner artgemäßen Verhaltensmuster zu analysieren. Gleichzeitig müssen wir sehen, welches seine individuellen Verhaltensmuster und charakterlichen Merkmale sind.

Die zweite Frage, nämlich wie weit die Beziehungsdynamik in die Arzneimittelwahl einbezogen werden muss, ist anhand unseres Fallbeispiels sehr gut zu diskutieren. Nehmen wir an, wir würden die Angst des Bearded Collie als gegeben angesehen haben (was bei einer Anamnese über das Telefon zwangsläufig geschehen wäre), so hätten wir möglicherweise eine der folgenden Rubriken gewählt:

- Beschwerden durch Schreck, Schock, Verletzung,

- von Erniedrigung, Geringschätzung,

- den Verlust seiner Position oder

- eine andere in irgendeiner Hinsicht passende Rubrik.

Dabei scheint der Hund gesund zu sein und in keiner Weise traumatisiert. Ohne Berücksichtigung der Möglichkeit, dass sich das Verhalten von der Tierhalterin auf den Hund hätte projizieren können, hätte es in diesem Fall zu einer unnötigen und vielleicht sogar nachteiligen Arzneiverschreibung kommen können. Denn bezüglich der passenden Potenz und Dosierung in der Tierhomöopathie sind zum Teil sehr wilde Hirngespinste im Umlauf.

Aus meiner Sicht ist es in <u>allen</u> tierhomöopathischen Fällen wichtig, die Beziehung des Tierhalters zum Patienten zu berücksichtigen. Bei der Verschreibung gilt jedoch ein essenzieller Grundsatz: Es ist der Tierpatient und nicht der Halter, den wir therapieren sollen. Unsere Pflicht ist es, den Patienten zu erkennen, sein Ungleichgewicht zu verstehen und durch die passende Arznei den Weg zur Wiederherstellung des individuellen Gleichgewichts zu ebnen. Die Gefahr, welche hier auf den Tierhomöopathen lauert, ist die der undifferenzierten Vermischung von Themen, welche primär zum Tierhalter gehören.

Andererseits können wir aus dem ersten Beispiel ersehen, dass eine Übernahme von Themen durch eine zu empathische Beziehung sehr leicht stattfinden kann. In unserem Fall scheinen sich gleich drei

Natrium-Charaktere getroffen zu haben. Um dem Tierpatienten in diesem Fall gerecht werden zu können, braucht es wahrscheinlich ein wenig mehr als ein Kügelchen Natrium muriaticum für den Hund. Denn in der beschriebenen Konstellation lässt sich erahnen, dass ein gewichtiger Teil der Dynamik des Tierpatienten mit dem Thema des Tierhalters und dessen Partnerverlust zu tun hat. Diese Übertragung von Themen ist bereits von Hahnemann, Bönninghausen und Kent erkannt und in der Literatur erwähnt worden. In Fällen wie dem beschriebenen habe ich häufig wahrnehmen können, dass es eine Wirkung auf das ganze System gibt, auch wenn nur eine Figur ein homöopathisches Mittel erhält. Die Lösungen, die offensichtlich für einen Teil des Systems angeregt werden, haben eine Wirkung auf alle Elemente oder in sozialen Systemen auf alle Beteiligten.

Vor Kurzem habe ich eine spannende Erfahrung machen können. Eine meiner ersten Studentinnen kam kürzlich mit ihrem jungen Hund in die Praxis und beschrieb seine Beschwerden. Am Ende der Anamnese kam ich über ein außergewöhnliches Symptom auf das Mittel Beryllium. Ich fühlte mich beim Lesen des Arzneimittelbildes[22] mehrfach an die Halterin erinnert und dachte, vielleicht wäre es auch ein Mittel für sie. Als ich ihr sagte, welche Arznei sie sich besorgen solle, wollte sie gern etwas über die Arznei wissen. Ich bot ihr an, es gleich vor Ort in meiner Materia Medica nachzulesen. Sie klappte das Buch zu, als sie fertig war, und sagte: „Was meinst du? Wahrscheinlich sollte ich es auch nehmen, das ist ja verblüffend. Ich finde mich sehr darin wieder." Ich verordnete das Arzneimittel in der LM6 und auf die Frage der Halterin, was ich davon halten würde, wenn sie auch gelegentlich an der Arznei schnuppern würde, antwortete ich: „Das werde ich wohl kaum verhindern können." Natürlich habe ich ihr angeraten, sich in die Obhut eines guten Human-Homöopathen zu begeben. Da wir uns schon eine ganze Weile kannten, war mir aber gleichzeitig klar, dass sie sicher von der Arznei probieren würde.

Die Inkontinenz des Hundes war bereits nach drei Tagen verschwunden und beiden ging es in der Folge deutlich besser. Die Halterin beschrieb noch, dass sie in den ersten sechs Wochen nach Beginn der Behandlung mit vielen ihrer zum Teil sehr alten Themen konfrontiert war. Sie beurteilte dies jedoch als positiv, auch wenn es teilweise anstrengend für sie gewesen war.

---

[22] Gelesen in „Homöopathie und die Elemente" von Jan Scholten.

Es gibt immer wieder Fälle, in denen der Tierpatient definitiv in ein Leidensmuster eingetreten ist, welches der Dynamik des Tierhalters entspricht. Ich baue in vielen dieser Fälle auf den Zeitfaktor und die Wirkung auf das System. Häufig kommt der Tierhalter selbst auf die Idee, nach einem Human-Homöopathen zu fragen, wenn er merkt, dass es dem Tier besser geht. Gelegentlich reicht aber auch schon die Arzneigabe für das Tier, um eine ebenso positive Wirkung für den Tierhalter beobachten zu können. Inwieweit das mit der schwindenden Sorge um das Wohl des Tieres allein zu tun hat, wird man selten präzise differenzieren können. Ich halte es für eine Wirkung, die sich mit den Ideen der morphischen Resonanz nach Sheldrake erklären lässt.

Der Beziehungsdynamik von Mensch und Tier werde ich mich im nächsten Buch der Schriftenreihe sehr viel ausführlicher widmen, weshalb ich es hier bei einem abschließenden Gedanken belassen möchte.

Für mich stellt sich gerade in diesen oder ähnlichen Fällen immer wieder die Frage, wo und wie die Grenzen zu definieren sind. Gehe ich eine Beziehung ein, so gibt es immer eine wechselseitige Wirkung der Beziehungspartner zueinander. Die Frage ist in Bezug auf eine gesunde Beziehung eng an die Frage der individuellen Freiheit geknüpft und da hilft vielleicht eine Idee, die ich glaube, bei Rosa Luxemburg gelesen zu haben. Ich zitiere frei: *„Freiheit ist immer nur die Freiheit des Andersdenkenden."*

Ein interessanter Gedanke, wie ich finde, wenn wir die individuelle Freiheit einer Mensch-Tier-Beziehung betrachten. Wie frei sich das anders denkende oder auch anders empfindende Tier in einer Beziehung erlebt, lässt sich wahrscheinlich an seiner Bewegung erkennen. Schau'n wir mal ...

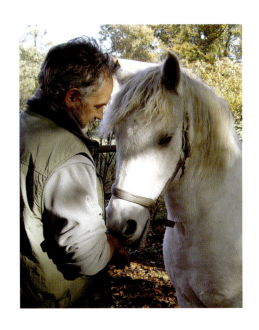

„Eine wahre Begegnung

    braucht nur einen Augenblick."

Die Begegnung

Einem unbekannten Patienten zu begegnen ist für mich immer wieder eines der größten Abenteuer, die ich mir vorstellen kann. Es ist ein wirklich großes Geschenk, einem artfremden Wesen in seinen tiefsten Empfindungen nahe sein zu dürfen.

Der erste Kontakt

Die ersten Minuten jeder Anamnese sind für mich die kostbarsten. Aus diesem Grunde versuche ich, vor der Erstanamnese möglichst nichts über den Patienten zu wissen. Die Termine macht eine Mitarbeiterin und so hat der Tierhalter keine Möglichkeit, mir bereits am Telefon so viel von dem Fall zu erzählen, dass ich mir ein wie auch immer geartetes Bild machen kann. Oft weiß ich noch nicht einmal, ob es sich bei dem nächsten Patienten um eine Katze oder einen Hund handelt. Dieses Vorgehen schützt mich davor, bereits mit einer Idee oder bestimmten Vorstellung in die Anamnese zu gehen.

Das berühmte Beispiel von Sankaran, der einem Nierenkranken Patienten Arnika verschreibt, nachdem dieser auf seine Frage „Wie geht es Ihnen?" antwortet: „Danke Herr Doktor, es geht mir sehr gut", zeigt, wie sehr ein Patient sich bereits in den ersten Minuten einer Anamnese offenbart. Sicher ist es nicht der einzige Grund gewesen, ihm diese Arznei zu verordnen. Aber die Art und Weise, wie sich der Patient präsentiert, kann bereits sehr viel über seine Perspektive, seine geistige Haltung und sein inneres Erleben erzählen.

Daher sollten wir auf jede Haltung und Bewegung, jede Aktion und Reaktion des Patienten achten, der uns damit auf eine sehr unvermittelte Weise zeigt, wie er die Situationen betrachtet. Er berichtet damit bereits davon, wie er die Welt wahrnimmt, wie er sie sieht. Sie kennen die Frage *„Was bewegt dich eigentlich?"*. Dahinter steckt die Frage „Was empfindest du, was denkst du, wie siehst du die Sache?". Was auch immer uns im Inneren bewegt, drückt sich in jeder Zelle aus und spiegelt sich unmittelbar in der äußeren Bewegung. Daher sind die ersten Minuten der Begegnung für mich ein sehr entscheidender Teil der gesamten

Anamnese. Und auf eines sollten wir meiner Meinung nach besonders achten lernen: Auch Tiere kennen so etwas wie eine Etikette, ein angemessenes Benehmen. Da ich in den meisten Fällen weder den Tierhalter noch das Tier kenne, gilt es, bei der Begrüßung darauf zu achten, dass man sich nicht als Erstes daneben benimmt. Denn in der Beziehung zum Patienten stellt das Vertrauen eine wichtige Grundlage dar. Daher ist es wichtig, zu beachten, was ich dem Tier mitteile, wenn ich ihm das erste Mal begegne. Abhängig davon, wie es mich erlebt und wahrnimmt, wird es sich mir gegenüber verhalten.

Viele tierliebe Menschen begrüßen zum Beispiel einen Hund, indem sie ihn erwartungsvoll anschauen und sagen: „Na, mein Süßer, komm doch mal zu mir und sag mir ‚Guten Tag'" (oder so ähnlich). Dabei öffnen sie erwartungsvoll die Arme oder schlagen sich freudig auf die Oberschenkel. Nicht selten bewegen sich die Arme dabei in einem Winkel, der vom Hund als „über seinem Kopf" empfunden werden muss und leicht als Angriff interpretiert werden kann. Dieses Verhalten wäre mit folgendem menschlichen Verhalten vergleichbar. Stellen Sie sich vor, Sie kommen in das Sprechzimmer Ihres Arztes und der bittet Sie als Erstes, zu ihm zu kommen und sich oben frei zu machen, ohne dass Sie sich überhaupt die Hand zum Gruß gegeben haben und er Sie gebeten hat, erst einmal Platz zu nehmen und von Ihren Beschwerden zu sprechen. Jeder von uns würde das als zu stürmisch und vielleicht sogar übergriffig empfinden (hm ... vielleicht wäre Hyoscyamus von dieser Idee auch angetan).

Für den Hund im gesunden Zustand ist die Annäherung an ein rudelfremdes Wesen ein eher zurückhaltender, vorsichtiger Prozess. Ihm ins Gesicht zu schauen oder, schlimmer noch, in die Augen, hat für viele Hunde etwas Übergriffiges. Es kann als Provokation, ja sogar als offene Kampfansage missverstanden werden. Daher kommt es immer wieder zu Situationen, in denen Hunde scheinbar unvermittelt beißen, weil Menschen nicht wissen, wie sie sich einem Hund artgerecht nähern.

Die Begrüßung des Patienten sollte also mit Respekt seiner individuellen Bedürfnisse geschehen. Die Beobachtung des Hundepatienten kann dennoch erfolgen, denn man muss ihn ja nicht völlig aus den Augen lassen. Es ist ratsam, dem Tierhalter die Hand zu reichen und ihn zu bitten, abzulegen und Platz zu nehmen, ihm etwas zu trinken anzubieten und ihn dann um ein wenig Geduld zu bitten, bis man sich sortiert hat.

Dabei nimmt man den Patienten sehr aufmerksam aus dem Augenwinkel wahr. Eine Übung, die ganz nebenbei eine erweiterte Wahrnehmungsfähigkeit trainiert.

Wenn der Patient von sich aus kommt und einen begrüßen möchte, ist das in Ordnung, aber auch hier sollte man sich nicht gleich zu stärkeren Gefühlsäußerungen hinreißen lassen. Ich zeige bestenfalls, dass ich die Begrüßung zu schätzen weiß. Aber das hängt auch sehr vom Charakter des Patienten ab. Ein Pulsatilla-Charakter wird in der Regel bei einer angemessen zurückhaltenden Begrüßung sehr schnell von sich aus kommen und „anfragen", ob man nicht ein paar Streicheleinheiten über hat. Diesen Hund zu ignorieren wäre ebenso unangemessen wie einem Hund als Erstes über den Kopf zu streicheln, wenn der vorsichtig schnüffeln kommt. Etwas mehr Zeit und eine grundsätzlich vorsichtige Annäherung sind hier sicher angebracht.

Diese vielleicht von einigen Menschen als „Zurückhaltung" oder „Reserviertheit" empfundene Verhaltensweise kann sehr vertrauensbildend wirken. Ganz besonders auffällig ist dies bei schüchternen und ängstlichen Hunden, die gewöhnlich fremdeln. In sehr vielen Fällen wundern sich die Tierhalter noch während der Anamnese, dass sich die Tiere auffällig zutraulich benehmen. Sie kommen nach einer gewissen Zeit, in der sie sich mit der Umgebung vertraut gemacht haben, auf einen zu und schnüffeln am Hosenbein, oder wenn man ihnen dann eher wie zufällig den Handrücken anbietet, auch an der Hand. Oft legen sich diese Tiere dann in meiner Nähe ab. Sie wissen es sehr zu schätzen, wenn jemand respektvoll mit ihnen umgeht.

Durch die Art und Weise der Bewegung, das Tempo und die Körpersprache verrät der Patient uns bereits eine ganze Menge. (Ich werde das im Band 3 der Schriftenreihe anhand von Beispielen und Videos auf möglichst praktische Weise verdeutlichen.)

Wie gehe ich als Tierhomöopath nun sinnvoll mit diesen Eindrücken um? Wenn mir bewusst ist, dass Tierpatienten möglichen Projektionen nichts entgegensetzen können, stellt sich nun die Frage, ob ich etwas tun kann, um meine Wahrnehmung möglichst projektionsfrei zu gestalten. Diese Fragen lassen sich nur beantworten, wenn wir den Kontext, in dem wir uns bewegen, etwas näher betrachten.

Es gibt keine absolute Wahrheit

Für den Anfang scheint mir wichtig zu sein, dass wir uns eine rein erkenntnistheoretische Wahrheit ins Bewusstsein rufen. Diese lautet: **Es gibt kein absolutes Wissen**, keine absolute Wahrheit! Auch nicht in der Wissenschaft, die nur eine dem Zeitgeist angepasste Perspektive einnehmen und wiedergeben kann. In den von der wissenschaftlichen Öffentlichkeit anerkannten Theorien und Publikationen kann nur ein Bild wiedergegeben werden, wie es zu der von uns gestalteten und wahrgenommenen Welt passt. Anderes ist nicht möglich!

Viele Wissenschaftszweige lassen heute eine derart selbstkritische Betrachtung leider vermissen. Darunter befinden sich auch weite Bereiche der medizinischen Wissenschaft. Ist sie doch zunehmend und kaum übersehbar so sehr von wirtschaftlichen Interessen abhängig, dass allein diese Tatsache eine besonders aufmerksame Betrachtung aktueller Medizinforschung erfordert.

Es hat in den letzten 50 Jahren so viele wissenschaftliche Fehleinschätzungen gegeben wie niemals zuvor. Alle waren durch empirische Studien belegt und wurden zu ihrer Zeit in der „wissenschaftlichen Gesellschaft" als wahr angenommen. Allein in der Medizin haben während dieser Zeit viele dieser „wissenschaftlichen Erkenntnisse" zu medizinischen Praktiken geführt, die sich später als folgenschwere Irrtümer herausgestellt haben. Anlass genug, um ernsthaft zur Vorsicht zu raten, wenn es heißt: „Neueste medizinische Forschungen haben gezeigt ..." Man kann hier mit Heinrich Zankl[23], der sich ausführlich mit Irrtümern in der Wissenschaft beschäftigt hat, von wirklich „großen Irrtümern" sprechen.

Erkenntnistheoretisch gesehen sollten wir als Erstes anerkennen, dass wir gemessen an dem theoretisch möglichen Wissen wirklich „nichts" absolut sicher wissen können. Gestatten Sie mir an dieser Stelle einen, wie ich finde, bemerkenswerten Hinweis aus einem Bereich der Wissenschaft, der sich ähnlich schwertut wie die Homöopathie. In der modernen Quantenphysik lassen sich absolut reproduzierbar und offensichtlich eindeutig „parallele Welten" oder Realitäten desselben Teilchens messen. So kann nicht nur jeder Mensch verschiedene Realitäten haben, sondern

---

[23] Wissenschaftsjournalist und Autor des Buches „Der große Irrtum – Wo die Wissenschaft sich täuschte", 2004, Primus Verlag.

sogar jedes Teilchen. Die Quantenphysik gibt uns aber auch Anlass, aufzuatmen und zu verstehen, dass Erkenntnis möglich ist, denn sobald man einem Teilchen die Aufmerksamkeit schenkt, gibt es nur noch diese eine messbare Realität.

Somit spielt die Aufmerksamkeit, mit der man sich einem Teil oder einem Wesen widmet, eine Schlüsselrolle. Die Energie folgt der Aufmerksamkeit. Erkenntnis kann demnach nur auf einer Ebene stattfinden, wenngleich die Realität der Teilchen ohne Zweifel vielschichtig sein kann.

Ein wenig gibt uns diese Einsicht Anlass zur Gelassenheit. Denn ob es Eifer ist oder ein erhöhter Perfektionismus, der uns bewegt, in der Anamnese sehr engagiert zu sein – diese Erkenntnis lässt uns begreifen, dass es keine absolute Wahrheit gibt und dass wir gut daran tun, unnötige Ansprüche beiseite zu legen. Wir können wohl das Beste, aber nichts Unmögliches von uns verlangen. Ich habe diesen Punkt deshalb so betont, weil er mir in den mittlerweile 10 Jahren, in denen ich klassische Tierhomöopathen ausbilde, als einer der größten Stolpersteine erscheint, den es zu überwinden gilt.

Auf dieser Basis lässt sich mit den eigenen Empfindungen und Erfahrungen etwas leichter longieren, denn das ist es, was wir in dieser Phase der Anamnese sinnigerweise tun sollten. Wir spielen in gewisser Weise mit den verschiedenen Elementen von Information, ähnlich einem Puzzle-Spiel, bei dem wir überlegen, wozu ein Teilchen gehören könnte. Ist es dies oder das, gehört es hierhin oder dorthin? Wie gehören die Teile oder Gruppen von Teilen zusammen? Gelassenheit ist hier gefragt und Spaß am Spiel, aber auch eine spielerische Selbstreflektion und die Fähigkeit zur Selbstkritik: Täusche ich mich, gehört das Teil eventuell zu einem anderen Element, stellt es evtl. etwas anderes dar? Dieses Vorgehen charakterisiert einen erfahrenden (empirischen[24]), Wissen schaffenden Prozess.

Doch es gibt noch einen weiteren Aspekt, der unsere Aufmerksamkeit verlangt. Er hat erneut mit uns zu tun. Gehen wir noch einmal davon aus,

---

[24] Empirie (vom griech. *empireia*: Erfahrung, Erfahrungswissen) ist Erfahrung im Sinne von sinnlicher Wahrnehmung, Erhebung von Daten, gezielten Beobachtungen und wissenschaftlichen Experimenten. (Wikipedia)

dass es, wie in unserem Beispiel aus dem Kapitel Mensch-Tier-Beziehung, auch für mich als Behandler ein eigenes ungelöstes Thema gibt. Vorausgesetzt ich habe mich als Behandler damit beschäftigt und einen Weg gefunden, mein eigenes Thema zu erkennen und es in Liebe anzunehmen, werde ich einen daraus abzuleitenden Vorteil nutzen können. Und das ohne Gefahr zu laufen, mein Thema auf den Patienten zu projizieren. Versuche ich hingegen, mich vor meinen eigenen Themen zu schützen und sie auszuklammern, holen sie mich garantiert ein und werden meine Wahrnehmung derart verändern, dass ich mich in meiner ganz eigenen Welt wiederfinde, nicht aber in der Welt des Patienten.

„Annehmen, was ist" – dieser aus der Psychotherapie bekannte Satz kann getrost zu einem der Leitmotive für den Anfang jeder therapeutischen Situation gemacht werden, auch in der tierhomöopathischen Praxis. Mich und meine Themen annehmen zu können ist eine Seite der Problematik. Eine weitere ist die, den Patienten annehmen zu können, und natürlich den Tierhalter. Lassen Sie uns dieses Thema noch ein wenig vertiefend betrachten.

Wenn ich davon ausgehe, dass Kommunikation bei Tieren zu einem sehr wesentlichen Teil auf Emotionen basiert, kann ich folglich über diesen Kanal die meisten Informationen über meinen Patienten erhalten. „Annehmen, was ist", haben wir gesagt, sollte als Basisempfindung das Fundament unserer Arbeit darstellen. Was aber tun, wenn ich als Erstes Angst empfinde, weil der Tierhalter angekündigt hat, dass der Hund beißt?

Ich wurde eines Tages zu einer Tierhalterin gerufen, die mit ihrem Kovacz in einer Etagenwohnung lebt. Ich erinnere mich noch sehr gut daran, dass die Halterin mich gewarnt hatte. Es könne sein, dass der Hund versuchen würde, mich zu zwacken. Es wäre nicht so schlimm, er würde nicht wirklich zubeißen, aber sie hätte doch zunehmend Probleme mit dem Hund in der Öffentlichkeit.

Was empfinden Sie, wenn Sie das hören? Wie leicht fällt es uns, diesen Hund „in Liebe anzunehmen"? Mit welcher Erwartung gehen wir in eine solche Behandlungssituation? Wie effektiv wird meine Arbeit sein können, bei all den Emotionen, die ich aufgrund dieser Informationen schon mitbringe?

Die Lösung ist denkbar einfach. Annehmen, was ist, heißt, ich nehme zunächst in Liebe an, dass ich „ein wenig" Furcht entwickelt habe. Daraus ergibt sich, dass ich zunächst für mich sorgen muss. Folglich lehne ich die Behandlung entweder ab oder ich finde einen anderen Weg, die Situation zu gestalten. Das kann so aussehen, dass ich den Tierhalter bitte, dem Hund für die Anamnese einen zuverlässigen Maulkorb anzulegen. Möglich ist auch, den Patienten in die eigene Praxis zu bitten und nicht in die Wohnung der Halterin zu fahren (er kommt dann in mein Territorium und nicht ich in seines). Falls ich aber nur eine Fahrpraxis habe, könnte ich als Alternative ein erstes Treffen im Park oder in einem möglichst leeren und für den Hund unbekannten Café vorschlagen (er darf keine Form von Platzrecht für sich und seine Halterin beanspruchen können). Unabhängig davon, welche Lösung sich hier finden lässt, ist vor allem wichtig, dass ich mich sicher fühlen kann. Das ist eine absolute Grundbedingung.

Aus Erfahrung möchte ich an dieser Stelle bemerken, dass es eindeutig das Problem des Tierhalters ist und nicht unseres sein kann und darf, für diese Rahmenbedingungen zu sorgen. Aus falsch verstandener Nächstenliebe könnte man geneigt sein, sich auf einen „faulen" Kompromiss einzulassen. Die erste Fürsorge hat primär mir als Therapeut zu gelten. Ich muss sicher sein, dass ich die Anamnese in einem Umfeld gestalten kann, in dem ich mich wohl fühle. Damals habe ich den Fehler gemacht, mich auf einen Hausbesuch einzulassen, ohne diese Sicherheitsmaßnahmen einzufordern. Als ich die Wohnung verließ, war ich völlig erschöpft, denn es hat mich sehr viel Energie gekostet, eine Aura der Unantastbarkeit zu schaffen und zu halten. Es ist glücklicherweise nichts passiert, aber es gab 2-3 Situationen, bei denen mir die Nackenhaare zu Berge standen.

Die Beantwortung der Fragen, was ich gegenüber dem Hund empfinde, welche Emotionen mir der Patient vermittelt, was mir der Hund eigentlich mitteilen möchte, war in diesem Fall doch sehr geprägt durch meine ganz persönliche Angst. Sicher hatte mein Empfinden auch etwas damit zu tun, dass der Kovacz seiner Rasse alle Ehre tat und seinen Job als Herdenschutzhund sehr ernst zu nehmen schien. Er gab mir also Anlass, mich bedroht zu fühlen, dennoch waren diese Informationen zu sehr mit meinem sehr angestrengten individuellen Erleben vermischt.

Eine ähnliche Situation, die wesentlich erfolgreicher gestaltet war, sah entsprechend anders aus. Ein Schäferhund sollte mir wegen Epilepsie vorgestellt werden. Ich hatte unter der Woche keine Termine mehr frei und weil die Empfehlung des Tierarztes wieder einmal lautete, das Tier einzuschläfern, bot ich der Halterin an, das Tier am Wochenende während eines Seminares vorzustellen. Das Thema des Seminars war Fallaufnahme und so hatten wir gleich ein praktisches Beispiel. Die Halterin erwähnte, dass er bissig sei, und wir vereinbarten, dass der Hund deshalb einen Maulkorb tragen müsse (vergessen Sie bitte nie zu erwähnen, dass dieser Maulkorb passen und ein Abstreifen und/oder Beißen absolut sicher verhindern können muss). Die Anamnese verlief zunächst ruhig und der Hund lag brav zu Füßen der Halterin. Ich hatte mich auf eine Tischkante gesetzt und sprach mit den Studenten, als ich mich wegen einer Nachfrage erneut an die Tierhalterin wandte und mich dabei mit meinem Oberkörper evtl. 2-3 cm in ihre Richtung bewegte. In diesem Moment sprang der Hund auf und ging mir direkt an die Kehle. Zum Glück hatte ich vorgesorgt. So konnte ich mich sicher fühlen und die Attacke gelassen hinnehmen. Doch diese absolut unmittelbare und intensive Begegnung mit dem Tier führte mich direkt zur passenden Arznei (... welche ich Ihnen an dieser Stelle nicht verraten möchte, weil der Fall in einem der folgenden Bände noch ausführlich besprochen wird).

Was für mich an dieser Aktion so auffällig war, ist die Tatsache, wie wenig ich mich auf die Halterin zubewegen musste, um eine derart heftige Reaktion zu verursachen. Ich hatte noch nicht einmal meine Hände gehoben, sondern saß recht entspannt mit den Händen im Schoß auf dem Tisch. Eine leichte Seitwärtsdrehung und eine minimale Hinwendung zur Halterin haben in dem Hund ein offensichtlich klares Gefühl der Bedrohung ausgelöst, die er ohne Warnung in eine Attacke umgesetzt hat. Deutlicher kann man sein Empfinden und sein inneres Erleben kaum in der Bewegung ausdrücken. Aber wie verstehe ich den Patienten, was teilt er uns eigentlich genau durch sein Verhalten mit?

Zum einen sagt er, dass er sich sehr schnell veranlasst sieht anzugreifen. Dieses Verhalten ist in der Natur absolut ungewöhnlich und es ist ein sehr deutliches Zeichen von Angst. Welche Angst aber kann es sein, die ihn zu dieser Bewegung veranlasst? Nun, wenn Sie sich überlegen, in welcher Situation Sie ähnlich schnell in einen Angriff gehen, dann fällt mir dazu nur ein, dass ich schneller sein muss als mein Gegner und das erinnert mich an den Satz: *Angriff ist die beste Verteidigung*! Zu einer solchen Attacke sieht man sich besonders dann veranlasst, wenn man davon ausgeht, dass man verlieren könnte, oder? Die Idee, die dahinter steckt, ist: „Ich habe nur eine Chance, ich muss dem anderen zuvorkommen!"

Sie meinen, das könnte zu weit hergeholt sein? Aber überlegen Sie noch einmal genau: Es ist ein Gefühl, ein Motiv und eine Reaktion. Alles ist sehr miteinander verschmolzen. Es ist eins und ich denke, dass es sich mit diesem Thema so ähnlich verhält wie mit der Hoffnung und der Furcht. Beides sind Elemente desselben Grundgefühls, nämlich der Angst. In dem Moment, wo ich etwas erhoffe, impliziere ich das Scheitern, also die Möglichkeit des Versagens. Wenn ich hoffe, habe ich folglich Furcht, dass etwas geschehen könnte. Daher sagen die Buddhisten, dass Hoffnung und Furcht eins sind, und sie schlagen vor, weder das eine noch das andere zu pflegen. In unserer Gesellschaft pflegen wir die Hoffnung als positive Grundeinstellung, und folgt man dem zuvor geschilderten Gedanken, so ist es nicht verwunderlich, wenn wir im gleichen Maße zu Furcht und Angst neigen.

Unser Patient geht in den Kampf und wenn er nicht befürchten würde, dass er den Kampf verlieren könnte, hätte er keinen Anlass, in die Attacke zu gehen. Verstehen Sie den emotionalen Grund für die Bewegung? Der Angriff ist, wenn man so will, die kompensierte Form seiner zentralen Idee. Es ist die Idee des Versagens. Es gibt dazu eine sehr passende Rubrik, in der sein Mittel enthalten ist ... (die Auflösung erfahren Sie in Band 3 oder 4). Heute ist er seit vielen Jahren sowohl von seiner Epilepsie als auch von seiner Bissigkeit geheilt.

Die Frage „Wie verstehe ich den Patienten?" kann unmöglich auf eine eindeutige Weise beantwortet werden. Dieses Verstehen ist mit keiner Technik, keiner Vorgehensweise zu erzwingen. Es geht um einen Augenblick der Begegnung, den Augenblick, in dem sich unser Gegenüber offenbart. Es gilt, dieser Begegnung den nötigen Raum zu geben und sie zulassen zu können. Sicher gelingt das nicht immer und es ist beruhigend, dass wir über Indizien dennoch gelegentlich zu einem passenden Arzneimittel finden können.

Ich hoffe, dieses letzte Beispiel zeigt Ihnen, wie es möglich ist, das innere Erleben des Patienten zu verstehen, wenn wir aufmerksam verfolgen, wie er sich bewegt und was er mit seiner Bewegung ausdrückt. Erinnern Sie sich bitte an den Fall des Islandpferdes, das ich im Kapitel Fallaufnahme geschildert habe. Die Bewegung des Pferdes hat mir offenbart, welch innerer Konflikt und welche Verzweiflung in ihm wohnt. Durch die Art und Weise, wie wir uns bewegen, durch unsere Haltung, unsere Mimik verraten wir, wer wir sind. Und ich bin fest davon überzeugt, dass Tiere das in den meisten Fällen sehr viel besser lesen können als wir Menschen. Die Lernenden sind wir.

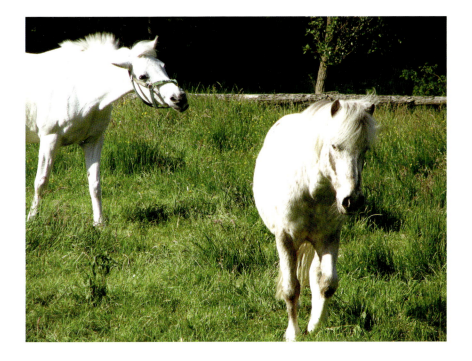

„Leben ist Bewegung und ohne Bewegung

findet Leben nicht statt."

Moshe Feldenkrais

Die Signatur der Bewegung

Bewegung ohne Absicht gibt es nicht. Selbst wenn sie unbewusst ist, so ist es äußerst unwahrscheinlich, dass der Organismus mit jeder noch so kleinen Bewegung keiner Absicht folgt. Doch was können wir aus Bewegungen ableiten? Wie können wir Bewegungen richtig deuten? Wie die Absicht hinter der Bewegung erkennen und vor allem wie können wir den inneren Beweggrund ausmachen?

Ich würde behaupten, es ist wie mit jeder Fremdsprache. Am Anfang kennen Sie einzelne Worte. Dann können Sie vielleicht ganze Sätze verstehen und möglicherweise auch in ganzen Sätzen antworten. Wenn Sie regelmäßig in dieser Sprache sprechen müssen, werden Sie mit der Zeit lernen, immer mehr Zeichen zu verstehen, bis Sie sich flüssig unterhalten können. Und auch dann kann es noch immer sein, dass Sie sich mit einigen Kommunikationspartnern verstehen und mit anderen weniger. Doch um überhaupt die Möglichkeit zu entwickeln, eine fremde Sprache zu verstehen, müssen Sie zunächst so viele Zeichen wie möglich lernen.

Die Sprache der Bewegung zu lernen ist nicht ganz so schwer, weil es in gewisser Weise bereits eine Universalsprache aller Lebewesen gibt. Stellen Sie sich vor, Sie möchten einer bedrohlichen Situation entkommen. Welche Möglichkeiten haben Sie prinzipiell und wie würden Sie intuitiv handeln? Als Erstes fällt uns sicher ein, uns fortzubewegen. Stellen Sie sich nun bitte vor, Sie seien eine Schildkröte – wie würden Sie nun versuchen, der Situation zu entkommen? Oder Sie seien eine Auster, wie würden Sie sich dann bewegen?

Es ist folglich auch eine Frage der Physiologie, wie wir uns bewegen und welche Strategie, also welches innere Muster wir verfolgen werden. Die Schildkröte zieht Kopf und Gliedmaßen ein, die Auster fährt ihren „Rüssel" ein und schließt ihre Schalen. So entkommen sie einer Situation. Die Bewegung folgt somit den Möglichkeiten und sie folgt dem damit verknüpften inneren Impuls. Ein Pferd hingegen würde versuchen zu fliehen und rennen oder wenigstens zur Seite springen.

Ein Rehkitz fällt in eine Starre, wenn Gefahr droht. Ein Vogel würde sich in die Luft erheben und ein Wurm sich möglichst schnell verkriechen. Dieses Verhaltensmuster der Flucht ist ein primäres Muster des Überlebens, ähnlich wie die Verhaltensmuster der Nahrungssuche und die der Fortpflanzung. Fast alle Bewegungen finden ihren Ursprung in der Befriedigung dieser Grundbedürfnisse. Das Bedürfnis zu leben und zu überleben, das Bedürfnis, die Art zu erhalten und ...? Welche Bedürfnisse gibt es eigentlich, die wir nicht diesem Grundbedürfnis in irgendeiner Weise zuordnen können? Selbst wenn es zum Überleben einer Art gehört, bestimmte Verhaltensmuster erst zu erlernen, bleibt die Bewegung in ihrem Ursprung, in ihrer primären Motivation dem Bedürfnis zu leben oder zu überleben treu.

Selbst kultivierte Verhaltensweisen, wie wir sie zuhauf beim Menschen beobachten können, lassen sich fast immer auf diesen Ursprung zurückführen. Selbst pervertierte Verhaltensmuster stellen nichts als eine kompensierte Form dieser ursprünglichen Motive dar. Sie glauben mir nicht? Nehmen wir einmal das Autorennen. Welche primären Verhaltensmuster lassen sich in dieser Sportart wiedererkennen? Jeder möchte dem anderen davonfahren (Flucht). Jeder möchte der Erste sein, denn nur die Besten haben eine Chance, in der Rennfahrerszene zu überleben. Nun könnte man sich fragen, wovor fliehen sie? Wir haben gelernt, dass Hoffnung und Furcht zwei Seiten derselben Medaille sind. Jeder Rennfahrer hofft und glaubt an den Sieg und er hofft, ein möglichst schnelles Auto werde ihm helfen, diesen Sieg zu erringen. Folglich fürchtet er zu versagen, besiegt zu werden, zu langsam zu sein, ein zu schwaches Auto zu fahren. Das hat natürlich nichts mit Potenzproblemen zu tun, wie von bösen Zungen immer wieder behauptet wird.

Überlegen Sie selbst. Welches Verhalten lässt sich nicht auf eines dieser ursprünglichen Beweggründe zurückführen? Selbst wenn Sie ein Buch lesen oder viele Bücher lesen, möchten Sie sich damit auf eine bestimmte Weise verbessern. Sie möchten mitreden können, zeigen, dass sie belesen sind, dadurch attraktiver für mögliche Partner werden oder einen Wissensvorsprung haben. Diesen können Sie dann nutzen, um den attraktiveren Partner oder den besseren Job zu bekommen oder zu behalten. Selbst in den Intellektuellsten schlummert eine primitive Natur.

Dieser Fakt hat wiederum etwas Beruhigendes, denn wir können die Gewissheit pflegen, dass wir mit einem erheblichen Teil der Bewegung unserer tierischen Patienten vertraut sein werden. Vielleicht erinnern Sie sich daran, dass ich die Entwicklung chronischer Krankheiten mit einem Prozess der primären Kompensation gleichgesetzt habe. Solange ein Wesen seine primären Bedürfnisse befriedigen kann und dies auf eine seiner Natur gemäßen Art und Weise möglich ist, wird ein Tier wahrscheinlich nicht krank oder wenn, dann höchstens akut. Sobald es sich hingegen vermehrt der Notwendigkeit von Kompromissen ausgesetzt fühlt, wird es seine Bedürfnisse nur bedingt oder kompensiert befriedigen können.

Diese Muster und Formen der Kompensation gilt es zu ergründen. Es ist also relativ unwichtig festzustellen, dass das Pferd den ganzen Tag nichts anderes macht, als seinen Hunger zu stillen. Wenn dies auf eine natürliche Weise geschehen kann, ist das nicht pathologisch, denn für ein Pferd ist es normal, den ganzen Tag zu fressen. Frisst ein Pferd jedoch sehr hastig und schlägt es dabei immer wieder gegen die Boxenwand oder giftet jedes vorübergehende Wesen an, sobald es in seine Nähe kommt, dann zeigt uns diese Bewegung, dass der Patient einer bestimmten inneren Konzeption folgt, dass er eine Idee entwickelt hat, die sagt: „Das ist mein Fressen, komm mir nicht zu nah, halte Abstand, ich fürchte, zu wenig Futter für mich zu haben, vielleicht fürchte ich sogar zu verhungern." Wenn dieses Fressverhalten das Wesen des Patienten dominiert und wir im Blutbild eine Hyperthyreose ausmachen können, kennen wir einen wesentlichen Beweggrund für sein Verhalten und wir wissen, dass die Schilddrüsenüberfunktion den Patienten so agieren lässt. Doch wenn Hahnemann recht damit hat, dass jedes Verhalten seinen Ursprung im Geistartigen der Natur des Patienten findet, muss es ein ebensolches Konzept geben, das die Schilddrüse dazu bewegt hat, eine chronische Überfunktion zu entwickeln.

Dieses Konzept zu ergründen gelingt, wenn wir uns all seine Bewegungen anschauen. Er frisst eilig, scheint sehr futterneidisch zu sein, er droht, wenn sich andere ihm nähern. Das macht er aber nicht nur beim Fressen. Er macht es auch, wenn er auf der Stallgasse steht und gesattelt wird. Er macht es in der Reitbahn, wenn ihm ein anderes Pferd zu nah kommt, er macht es, wenn er mit anderen Pferden ausgeritten wird und er macht es sogar auf der Weide. Er braucht seinen

Raum. Er möchte nicht, dass ihm jemand zu nahe kommt. Er kann es nicht leiden, wenn sich ihm jemand ohne seine ausdrückliche Genehmigung nähert und ihn berührt. Das darf nur seine Reiterin und auch nur, wenn sie ihn beachtet und „fragt". Schnell noch einmal „striegeln", bevor der Sattel aufgelegt wird, ist nicht akzeptabel. Er reagiert dann sehr aufgeregt, legt die Ohren an und schnappt nach der Reiterin. Er kann keine Ruhe finden, ist immer in Bewegung. Die Reiterin meint, es habe eine Weile gebraucht, bis er für sie reitbar war. Er ist übereifrig beim Arbeiten, und sehr willig, findet kein Ende. Er ist schon fast zu fleißig. Dass er bei den Mengen Futter relativ mager ist, liegt wohl an der Hyperthyreosis. Jede seiner Bewegungen, jedes seiner Interessen und jede seiner offenbaren Schwierigkeiten passt perfekt zu Iodum. Die Bewegungen des Patienten oder, anders ausgedrückt, das, was ihn bewegt, führen in ihrer Gesamtheit fast automatisch zu dem passenden Arzneimittelbild.

Zugegeben, es ist nicht immer so offenbar und leicht zu erkennen wie in diesem Fall, aber selbst wenn wir es mit einem verschlossenen Charakter zu tun haben, spricht die Verschlossenheit für sich und selbst die Perfektion spricht eindeutige und einfache Sprache der Bewegung.

Bewegung ohne Emotion ist bei näherer Betrachtung nicht denkbar. Selbst wenn sich ein Mensch emotionslos gibt, sich hart und gnadenlos egoistisch benimmt, auf die Gefühle seiner Mitmenschen keine Rücksicht nimmt, ist er mit Sicherheit eine zutiefst verletzte Seele. Wenn ich nach außen eine gnadenlose Härte präsentiere, stehen auf der anderen Seite der Medaille Weichheit und Verzeihung. Der innere Konflikt, in dem sich der Patient befindet, ist ohne Zweifel durch starke Gefühle geprägt, sie werden nur kompensiert.

Bewegung und Emotion sind nicht voneinander zu trennen. Daher ist es ratsam, sich mit seinen eigenen Gefühlen vertraut zu machen. Wir können eine Menge lernen, wenn wir auf unsere Gefühle achten, während wir uns bewegen. Und was empfinde ich, wenn sich der Patient bewegt? Darin kann der Schlüssel zum Verständnis des Falls liegen. Es kann sogar hilfreich sein, eine Bewegung nachzuahmen, um sich in das Gefühl hineinversetzen zu können. In jeder Haltung, jeder Geste, jedem Moment der Bewegung steckt ein Gefühl. Dieses gilt es zu entdecken.

Die Signatur der Emotion

Bewegung ohne Emotion gibt es nicht und wir haben gerade erwähnt, dass selbst ein Patient in seinem Bemühen, möglichst unauffällig und perfekt zu sein, eine eindeutige Sprache spricht. Aber was ist, wenn der Patient einfach keine Symptome hat, wenn er gesund ist? Dann zeigt er wahrscheinlich keine Auffälligkeiten, nicht wahr? Wenn alles gut ist, kann man dem Patienten auch keine pathologische Form der Perfektion andichten und ihm möglicherweise Carcinosinum verordnen, oder? Ich hoffe, Sie stimmen mir in diesem Punkt zu. Aber was ist mit den Fällen, in denen der Patient einen chronischen Schnupfen hat, und der Tierhalter ist sonst nur voll des Lobes? Was auch immer Sie fragen, es gibt keine Auffälligkeiten. Was machen Sie dann?

Diese Frage ist außerordentlich schwer zu beantworten und es erfordert besonders beim Tier allergrößte Aufmerksamkeit, um den Patienten richtig einzuschätzen. Eine kleine Übung kann vielleicht helfen, eine Idee davon zu bekommen, wie sich dieses scheinbare Problem lösen lässt. Dazu möchte ich Sie bitten, sich ganz auf Ihre Gefühle zu konzentrieren, wenn Sie sich die folgenden drei Fragen beantworten. Es wurden Beispiele aus der menschlichen Beziehung gewählt, um die Gefühle präziser differenzieren zu können.

Was empfinden Sie, wenn ein Mensch ständig bemüht ist, alles absolut perfekt zu gestalten? Die Werkstatt ist immer sauber und aufgeräumt, das Besteck liegt selbstverständlich perfekt aufgereiht neben dem Teller und dass die Gläser richtig zu glänzen haben, ist keine Frage. Alles ist gut organisiert, aufgeräumt und sauber. Er ist sehr genau, was die Gestaltung seiner Umgebung, seines Tagesablaufs, ja sogar seiner Beziehung angeht.

Was empfinden Sie, wenn ein Mensch immer für Sie da ist, wenn er stets ein offenes Ohr für Sie hat, wenn Sie ihn gern um sich haben, wenn er nahezu alles versteht, wenn er Ihre Gedanken lesen kann und Sie das Gefühl haben, wirklich auf einer Wellenlänge mit diesem Menschen zu sein? Da ist eine unglaubliche Harmonie zwischen Ihnen und es gibt einfach keine Reibungspunkte. Eine wirklich tolle Beziehung.

Was empfinden Sie, wenn ein Mensch Sie braucht, wenn Sie für ihn da sein können, wenn er sich von Ihnen trösten lässt und Ihnen zeigt, dass er Sie braucht? Aber Sie wissen, Sie können jederzeit auch mit Ihren eigenen Schwächen zu ihm kommen und er wird für Sie da sein. Nun, er hat auch so seine Macken und wenn er Stress hat, sollte man bei ihm nicht mit der Tür ins Haus fallen, aber wenn es drauf ankommt, wissen Sie, Sie sind füreinander da.

Ich werde Ihnen meine Gefühle mitteilen und vergleichen Sie selbst, wie weit diese von Ihren abweichen.

Zu 1. Diese Art von Perfektionismus hat für mich etwas sehr Beengendes. Es löst ein Gefühl von Beklemmung, Unfreiheit und von Distanzierung aus. Dieser Perfektionismus ist mir zu übertrieben, und so zwanghaft sich der Mensch fühlen mag, so sehr fühle ich mich in seiner Nähe in eine Form gezwängt, aus der ich möglichst schnell entkommen möchte.

Zu 2. Dieser Mensch löst bei mir ein sehr leichtes, positives Gefühl aus und ich bin gern in seiner Nähe. Es gibt keine Ansprüche, keine Forderungen. Ich kann sein, wie ich will, und habe das Gefühl, dieser Mensch wird immer für mich da sein. Das ist ein sehr angenehmes Gefühl. Nur gefällt mir nicht, dass offensichtlich immer nur ich derjenige bin, der Probleme zu haben scheint. Was ist mit seinen? Wo sind die hin? Wo sind die Ecken und Kanten? Gut, ich muss gestehen, so richtig scharf bin ich ja nicht darauf, ähnlich intensiv für diesen Menschen da zu sein wie er für mich, aber so ganz wohl ist mir dennoch nicht dabei. Ein sehr feiner leichter Beigeschmack bei einem sonst perfekten Gericht.

Zu 3. Das Gefühl hier ist, dass eine ernsthafte und wahre Freundschaft uns verbindet. Wir kennen und lieben unsere Stärken und Schwächen und wir wissen, wir sind beide jederzeit und mit allem für den anderen da. Das fühlt sich für mich sehr vital und sehr gesund an. Keine Beklemmung, kein Beigeschmack.

Ich nehme an, unsere Empfindungen werden nicht zu sehr auseinander liegen, oder? Besonders der Patient des zweiten Typs ist schwer zu greifen. Alles ist irgendwie wunderbar, ja wirklich perfekt, und dennoch fehlt etwas. Ein weiteres Beispiel kann vielleicht helfen zu verstehen, wie die Signaturen der Emotion in einem so schwer erkennbaren Fall aussehen können.

Ich wurde zu einer Haflinger Stute gerufen, die seit ca. 2. Wochen einen trockenen Husten zeigt, der nicht so recht heraus möchte, aber auch nicht gehen mag. Die Lunge ist laut Tierarzt ohne Befund. Am

Kehlkopf kann jedoch ein Hustenreiz ausgelöst werden. Sie ist der Beschreibung der Tierhalterin zufolge sehr lieb, verschmust und sanftmütig.

Ich verordnete aus Zeitmangel (die Halterin hatte mir während eines Seminars eine Nachricht auf dem Mobiltelefon hinterlassen) zunächst eine Gabe Pulsatilla C 30 (als Wasserauflösung), in der Hoffnung, dass es passen könnte. Leider blieb die Behandlung ohne Erfolg und wir vereinbarten einen Besuchstermin. Wir (meine Praktikantinnen und ich) wollten gerade beginnen, da bekam ich einen Notruf und musste die beiden Praktikantinnen allein lassen. Sie waren weit genug, um eine Anamnese eigenständig durchzuführen. Ich war eine Dreiviertelstunde später wieder zurück und fragte nach ihren Wahrnehmungen. Beide waren sich einig. Außer dem Husten sei nichts auffällig. Auch nicht vom Charakter her. Aber lesen Sie selbst.

Anamneseprotokoll:

Stella, Haflinger, Stute, geb. 01.05.1992, Farbe: Falbe

Der Husten ist durch das Mittel nicht besser geworden.

Ausfluss linkes Auge, dort findet sich eine kleine Schwellung; wahrscheinlich von Insektenstichen.

Sonst reagierte sie nie empfindlich auf Insekten.

Beim Reiten im Schritt hatte sie einmal einen starken, lang anhaltenden Husten – vor ca. 15 Tg. fing das an, anfänglich räusperte sie sich nur beim Reiten.

Dann zeigte sie zu Beginn der Bewegung 6-7 Hustenstöße.

Fortgesetzte Bewegung >, dann wieder <.

Sie ist nie krank gewesen.

Eine Wurmkur bekommt sie 2x jährlich, zuletzt im April.

Der Husten fing nach der Wurmkur an.

Geimpft wurde sie seit ihrem 2. oder 3. Lebensjahr nicht mehr.

Mutter und Schwester reagierten allergisch auf alles Mögliche; sie hatten beide Sommerekzem.

Charakter:

Sie ist ein sehr ausgeglichenes, sensibles Pferd; freundlich, sehr wählerisch in Freundschaften, hat bestimmte Vorlieben für Pferde und Menschen, dieses Verhalten ist konstant.

„Sie weiß, was sie will", ist aber nicht übermäßig stur; eher unkompliziert.

Sie ist beim Reiten sehr empfindlich im Maul, reagiert schon bei kleinsten Hilfen.

Sehr willig beim Reiten, „sie spürt den Widerstand (Halfter), dann gibt sie nach."

Sie ließ sich als Fohlen gleich gut am Halfter führen („unsichtbares Halfter").

Man hat das Gefühl, sie „möchte aus ihrer Haut raus", wenn sie bedrängt wird und nicht die Möglichkeit hat zu entfliehen.

Sie würde kein anderes Pferd angreifen.

Bei Konflikten würde sie vielleicht kurz drohen, dann weggehen.

Die Ausbildung war kein Problem, sehr willig, weiß immer, was die Besitzerin von ihr will.

Was ist ihr wichtig?

Die Pferdefreunde sind ihr am wichtigsten.

Sie klebt aber nicht an den anderen.

Freiheit und Fressen – Offenstallhaltung.

Freut sich, wenn sie arbeiten kann.

Lässt sich von manchen Menschen nicht führen, zeigt deutlich, dass sie diese Leute nicht mag – hat die Leistung unter dem Sattel jedoch gebracht (Reitbeteiligung) die guckt sie dann auch nicht an, bekommt maximal eine Unmutsfalte an der Nase (wenn sie sich nicht wohl fühlt oder sich ärgert).

Bewegung: kein starker Vorwärtsdrang, tut, was sie soll, aber braucht die Aufforderung.

Lässt anderen gern den Vortritt, aber zeigt generell selten Angst.

Geht rein, wenn es regnet.

Sachen, die sie nicht kennt, spuckt sie wieder aus – frisst also nicht alles.

Was zeichnet sie besonders aus?

Sie versucht immer, es der Besitzerin recht zu machen; wenn sie weiß, was die Besitzerin will, tut sie das.

Viele Menschen sind begeistert von ihr.

Hat sie denn auch Nachteile?

Besitzerin hätte sie gerne etwas spritziger.

Wenn sie rennen soll, gibt sie alles, aber dann ist auch gut.

Bot sich in der Ausbildung von vornherein an, sie gibt immer nach, wenn man etwas von ihr will.

Sie sehen, auf den ersten Blick gibt der Fall nicht ernsthaft viel her. Keine besonderen Auffälligkeiten, keine großen Themen, außer dass sie letztlich immer alles macht, was man von ihr möchte, und bei den Menschen, die sie mag, versucht sie, die Wünsche schon fast von den Lippen abzulesen. Pulsatilla ist wegen der offensichtlichen Nachgiebigkeit keine schlechte Idee, doch haben wir keine Wechselhaftigkeit von Symptomen und auf körperlicher Ebene so gut wie keine Symptome. Das wäre für Pulsatilla ungewöhnlich. Pulsatilla lebt von der Zuwendung, und Symptome zu haben oder „krank zu sein" erhöht die Aufmerksamkeit seitens der Beziehungspartner, denn sie erhalten dadurch einen weiteren Grund, Streicheleinheiten zu vergeben.

Das ist bei unserer Patientin nicht der Fall. Sie zeigt interessanterweise auch keine Modalitäten. Sie zeigt offenbar so gut wie keine

Eigentümlichkeiten. Meine Frage zu Beginn war: Was empfinden Sie, wenn Sie mit einem solchen Wesen konfrontiert werden?

Ich habe dazu eine sehr interessante Beobachtung an mir selbst machen können. Diese Empfindung hat mich zunächst sehr erschreckt. Doch als ich merkte, dass sie sich nur bei einer ganz bestimmten Arzneidynamik einstellt, fing ich an, dieses Phänomen näher zu untersuchen.

Wie ich zuvor erwähnte, ist es außerordentlich wichtig, dass wir mit den eigenen Empfindungen möglichst vertraut sind, dass wir ihren Ursprung kennen und wissen, wann wir in ein persönliches Muster verstrickt sind und die Gefahr einer Projektion besteht. Selbstverständlich hat jede Empfindung immer auch etwas mit mir selbst zu tun, selbst wenn sie eine Reflexion der emotionalen Information unseres Gegenübers darstellt. Ich gehöre zu den Menschen, die eine relativ große Durchlässigkeit für fremde Energien haben. (Ich steige zum Beispiel bei Arzneimittelprüfungen sehr schnell und zum Teil auch außerordentlich tief in die Thematik der Arznei ein.) So hat mich diese Empfindung hart getroffen, denn sie passte so gar nicht zu meinem Bild von mir selbst und ich fürchtete, dass etwas mit mir nicht stimmt.

Nun, dieses Gefühl, das ich nur bei ganz bestimmten Pferden beobachten kann, hat mit Aggression zu tun. Ich hatte völlig ohne Anlass einen plötzlichen Impuls, diesem Pferd mit dem Fuß in den Bauch zu treten. Es war nur ein kleiner Moment, wie gesagt, nur ein kurzer Impuls. Aber es hat mich sehr überrascht, weil ich Pferde sehr liebe und mein Herz in der Regel sehr weit wird, voller Verständnis und Vertrautheit mit dem meist sehnsüchtigen Gefühl, welches Pferde zu kennen scheinen. Auffällig war auch, dass es ungewöhnlich sympathische Charaktere waren. Obwohl mich ein solches Gefühl heute nicht mehr erschreckt, ist es dennoch jedes Mal verblüffend für mich. Ich erlebe ähnlich tiefe und sehr traurige Gefühle, wenn ich neben einem depressiven Pferd stehe, und wenn ich mit einer „Ignatia" oder einem anderen zum Seufzen neigenden Wesen empfinde, fange ich plötzlich an, meine Atmung zu verändern. Wenn Sie sich mit einem lebenslustigen jungen Tier beschäftigen, geraten Sie wahrscheinlich auch in Schwingung und fühlen sich animiert, mit ihm zu spielen.

Gehen wir in uns und achten auf unsere Empfindungen, so stellen wir fest, dass uns ein recht großes Repertoire an verschiedenen Empfindungen bekannt ist. Die eigenen Themen führen zu den uns allen aus der Materia Medica bekannten geistig-emotionalen Mustern, in denen wir uns bewegen. Die Intensität unserer Empfindung und der daraus abgeleitete Automatismus von Reaktionen spiegeln den Grad unserer eigenen Verstimmung wider. Berührt uns ein neues oder fremdes Gefühl oder tritt ein bekanntes Gefühl im Kontakt mit einem Gegenüber auf, welches nicht zum Auslöser für das eigene Verhaltensmuster wird, ist die Wahrscheinlichkeit groß, dass es sich um eine Information handelt, die vom Patienten stammt. Wenn der Patient hingegen unser eigenes Muster aktiviert, ist zu großer Achtsamkeit zu raten.

Mich ganz auf eine emotionale Nähe zu dem Patienten einzulassen führt zuweilen zu sehr überraschenden und – wie ich lernen durfte – äußerst interessanten Erkenntnissen. Diese emotional betonte Anamnesetechnik können wir bei vielen großen Homöopathen beobachten. Ich erinnere mich an eine Anamnese, in der Jonathan Shore vor seinem Patienten saß und anfangen musste zu weinen, weil der Schmerz, den er von seinem Patienten empfangen hatte, so überwältigend war. Der Patient selbst konnte es nicht. Das war ein sehr beeindruckender Moment. Die Veränderung, welche der Patient durch die anschließend verordnete Arznei erleben durfte, war sehr bewegend. Ich bin überzeugt, dass gerade die sehr emotionale Anamnese dazu beitrug, dass ein passendes Heilmittel gefunden wurde.

Es ist eine überschaubare Zahl von Fällen, in denen dieser mir sonst eher unbekannte Impuls auftauchte. In diesem Fall war es so und nachdem ich auch diesem Patienten mit Carcinosinum helfen konnte, habe ich begonnen, mich näher mit diesem Aspekt der Arznei zu beschäftigen.

Die Sprache dieser Emotion ist verblüffend direkt. Ein Pferd auf diese Weise zu treten hätte etwas sehr Hinterlistiges, denn ich muss mich erst vertrauensvoll nähern und wenn ich das Vertrauen habe, zutreten. Das ist grausam und wir würden sagen brutal und unmenschlich, so etwas zu tun. Ein Blick ins Repertorium zeigt uns, dass Carcinosinum in der dazu passenden Rubrik vertreten ist. Wir finden es auch in einigen weiteren Rubriken zu diesem Thema:

Gemüt; GRAUSAMKEIT, Brutalität, Unmenschlichkeit; allgemein*

Gemüt; ÄRGER, Zorn, Wut; allgemein; grundlos

Gemüt; GROBHEIT, Unflätigkeit; allgemein; Kinder, ungezogene

Gemüt; REIZBARKEIT, Gereiztheit; allgemein; grundlos

Gemüt; WUT, Raserei, Rage; Kindern, bei

Wir sprachen davon, dass jedes Thema seinen Antagonisten hat, und so ist es nicht verwunderlich, dass wir es auch in den folgenden Rubriken finden:

Gemüt; FURCHT; allgemein; Verletzung, vor

Gemüt; ANGST; Magen, im; Magengrube

Gemüt; VERLETZLICH

Gemüt; WAHNIDEE, Einbildung; Schutz, Abwehr, hat keinen

Interessant für mich ist vor allem, dass sowohl bei Ärger und Zorn als auch bei der Reizbarkeit aufgefallen ist, dass es grundlose Reaktionen sind, die man bei diesem Arzneimittelbild beobachten konnte.

Die zentrale Idee, wie sie von Sankaran und anderen für Carcinosinum gezeichnet wurde, hat mit dem Thema einer übermenschlichen Anstrengung zu tun. Einer Leistung, die zum Beispiel von einem Kind, oder nehmen wir hier ruhig ein Tier, erbracht werden muss. Es muss perfekt sein, immer brav, immer gehorchen. Es darf sich nicht daneben benehmen, und wenn es das doch tut, gibt es eine Bestrafung oder zumindest den Entzug der Belohnung, den Entzug der Liebe. So entwickelt sich eine Dynamik, aus der ein inneres Konzept entsteht, bei dem der Patient einfach alles perfekt machen will, ja beinahe alles tun würde, um perfekt zu sein.

Sich permanent kontrolliert, immer richtig und perfekt zu benehmen ist nicht ohne einen sehr anstrengenden Akt der Kompensation zu leisten. Das ist die Ursache für den Eintritt in die carcinosinische Dynamik. Wer so sehr unter Erfolgsdruck steht, so viel von sich selbst erwartet, trägt eine enorme Last, und die Idee zu versagen macht sie verletzlich. Sie erleben möglicherweise den Impuls, diesen Druck auszugleichen, und spüren, dass sie eine reizbare, zornige und wütende Seite haben.

Doch passt dieser Aspekt ihrer Empfindung nicht in das bereits entwickelte Muster der Anstrengung, alles richtig und perfekt zu machen. So bleibt die Aggression meist im Verborgenen und tritt nur in extremen Situationen oder bei Kindern und Tieren gelegentlich ans Licht. Die Erwartung der möglicherweise darauf folgenden Maßregelung wandelt diesen Impuls zu leicht in ein gefälliges Wohlverhalten um. Carcinosinum ist eine Arznei mit einem gewaltigen Aggressionspotenzial, was man nicht zuletzt an der Aggressivität von Krebserkrankungen erkennen kann. Jeder Knoten ist für mich eine Ansammlung von ungelebter Aggression. Der Patient ist nicht in der Lage, sein aggressives Potenzial auszuleben, und so sammelt es sich im Inneren häufig auf eine letztlich sehr destruktive Weise: in Form von Tumoren.

Interessant in diesem Zusammenhang ist auch, dass Tierhalter, deren Tiere dieses Mittel erhalten haben, in der Folge häufig berichten, dass sie mit dem Verhalten des Patienten gar nicht einverstanden sind. Das Tier sei plötzlich eigensinniger, würde nicht mehr so gut gehorchen und sehr viel deutlicher zeigen, was es will oder nicht will. Wenn ich einen solchen Bericht erhalte, weiß ich, dass wir auf dem richtigen Weg sind. Ich bitte dann die Tierhalter, sich darauf einzustellen, dass sie lernen müssen, die Bedürfnisse des Tieres zu erkennen und zu berücksichtigen, und dass jede Form von Unterdrückung dieser Äußerungen das Gleichgewicht des Patienten erneut gefährden könnte.

In einer Zeit, in der es beinahe zum Sport geworden ist, die Erziehung eines Hundes oder auch anderer Tiere durch konsequentes „Klickern" zu gestalten, sollten wir dieses Thema dringend diskutieren. Denn diese aus der klassischen Verhaltenspsychologie stammende Erziehungsmethode entspricht einer Art Programmierung. Das Verhalten wird den Erwartungen des Erziehenden angepasst, indem das Tier auf die gewünschten Verhaltensweisen konditioniert wird. Bei dieser Trainingsmethode wird nur unterschieden in erwünscht und unerwünscht. Aber wo bleibt das Individuum, wo die Persönlichkeit? Es ist zu befürchten, dass Tiere, die einseitig auf diese Weise erzogen werden, vermehrt in eine carcinosinische Krankheitsdynamik gedrängt werden.

Hinzu kommt ein Phänomen, das wir sowohl bei Kindern als auch bei Tieren in beinahe erschreckender Weise beobachten können. Große

Teile der Erziehung sind durch Unsicherheit und Angst geprägt. Das Bemühen der Eltern und (ich möchte das jetzt ganz bewusst in einen Topf werfen) auch das der Tierhalter ist, möglichst alles richtig zu machen, nur keine Fehler zu begehen und so wenig wie möglich dem Zufall zu überlassen. Liebevoll und konsequent soll die Erziehung sein und das Kind/Tier soll seine Leistung bringen. Die Motivation hierfür ist nur zu verstehen. Die Eltern/Tierhalter möchten nur das Allerbeste für ihre Lieblinge. Doch was genau ist das Beste? Wie viel von dem, was in ihm steckt, darf das Kind oder das Tier noch selbst entdecken und entwickeln? Ich werde in dem Buch „Die Mensch-Tier-Beziehung" auf diesen Punkt zurückkommen. Als Protagonist für die Entwicklung carcinosinischer Strukturen möchte sicher kein Tierhalter und kein Elternteil dastehen, aber wie wir dem beschriebenen Thema entnehmen können, ist es sehr leicht möglich, in eine solche Rolle zu geraten, obwohl man nur das „Beste" für sein Tier wollte. Wir werden uns folglich auch damit beschäftigen, was in der Erziehung und Ausbildung unserer Tiere vermieden und vor allem was gefördert werden sollte.

Kommen wir zurück zur Signatur der Emotionen. Wie bereits erwähnt, offenbart sich die Dynamik eines Patienten, wenn man zulassen kann, ihr sehr nahe zu kommen, ja, sie möchte sogar entdeckt werden. Die Patienten und auch die Tierhalter öffnen sich gelegentlich erst am Ende der Anamnese, indem sie spontan noch ein nettes auffälliges Symptom präsentieren, welches als Bestätigung dient oder den Tierhomöopathen anregt, doch eine alternative Arznei zu wählen. Es ist, als ob das Verlangen oder Bemühen des Therapeuten oder/und Tierhalters erst gelöst sein muss, damit die Informationen fließen können. Am Ende der Anamnese, wenn man sich selbst aus dem Stress der Leistung entlassen hat, weil man den Fall später in Ruhe noch einmal durcharbeiten will, gibt es möglicherweise ein Loslassen und das scheint der Moment zu sein, in dem die Informationen Raum haben, sich frei zu entfalten. Man kann so etwas natürlich auch einen Zufall nennen, aber für meinen Geschmack treten diese Zufälle dann doch ein wenig zu häufig auf, um es allein darauf zu schieben.

Ohne den Informationsgehalt von Emotionen lesen zu lernen, wird es nur bedingt möglich sein, Tiere in ihrem innersten Wesen zu begreifen. Die größte Hürde, die vom tierhomöopathischen Therapeuten dabei zu nehmen ist, liegt in der Auseinandersetzung mit dem eigenen Selbst. Licht und Schatten der eigenen Persönlichkeit zu erkennen und annehmen zu können ist keine leichte Übung und kann uns womöglich ein Leben lang beschäftigen. Doch es lohnt sich, das Abenteuer der „Selbsterkenntnis" zu wagen. Wer sich auf den Weg macht und lernt, sowohl mit seinen eigenen als auch mit fremden Emotionen umzugehen, entwickelt sehr gute Voraussetzungen, um jene Unvoreingenommenheit zu entwickeln, welche nötig ist, um einen Zugang zur geistig-emotionalen Ebene des Tieres zu erhalten. Dies gilt insbesondere für die Behandlung von chronisch kranken Tieren und letztlich für jede therapeutische Arbeit.

Daher ist jede Begegnung mit dem Patienten für mich wie eine Entdeckungsreise mit ungewissem Ausgang. Ein Abenteuer, bei dem ich mich reich beschenkt fühle, wenn es möglich war, dem Patienten auf eine tiefe und innige Weise zu begegnen.

Die Gnade der Erkenntnis

Im Kapitel *„Das geistige Prinzip"* haben wir am Ende eine Frage stehen lassen: „Ist die Homöopathie eigentlich eine Wissenschaft, die sich wesentlich mehr mit den Erkenntniswissenschaften beschäftigen sollte?" Sie erinnern sich an das Beispiel von Shiera, die plötzlich mit 8 Jahren zum ersten Mal gespielt hat, nachdem es offenbar einen Moment des Erkennens gegeben hatte. Auch meine weiteren Ausführungen haben immer wieder auf die Frage gezielt, wie wir dem inneren Erleben des Tierpatienten zuverlässig auf die Spur kommen können. Sicher lassen sich Fälle auch über Indizien lösen. Gibt der Fall genug auffällige Symptome her, ist das gar nicht so schwer, wie man es sich am Anfang vorstellt. Doch wenn sich die innere Dynamik des Patienten nicht offenbart hat, gibt es viele Fälle, in denen wir trotz ausführlicher Anamnese selbst mit zahlreichen Symptomen recht verloren dastehen. Es ist, als ob man nicht in der Lage ist, den Wald vor lauter Bäumen zu erkennen.

Was wir tun können, um die Anamnese so zu gestalten, dass der Patient den Raum erhält, den er braucht, um sich uns zu zeigen, haben wir auch angerissen. Und doch scheint es eine weitere Instanz zu geben, wenn es um Erkenntnis geht. Bei allem Bemühen, ein umfassendes Verständnis von unserem Patienten zu entwickeln, kann es sein, dass wir am Ende der Anamnese mit leeren Händen dastehen. Selbst wenn wir anschließend tagelang über dem Fall brüten, ändert sich das nicht. Einige Therapeuten versuchen dann, mit Bioresonanz weiterzukommen, oder sie bemühen das Pendel. Auch das hilft nicht wirklich weiter. Selbst eine sogenannte Tierkommunikatorin hinzuzuziehen mag erfolglos bleiben. Sie wundern sich, dass ich derartige Ideen hier mit einbringe? Aber das sind die kleinen Fluchten, die mir immer wieder begegnen (wenn nichts mehr geht, scheinen selbst Tierärzte viel Fantasie zu entwickeln, um einen Weg aus ihrem Unvermögen zu finden).

Was alle erwähnten Maßnahmen gemein haben, ist, dass sie sich kräftig bemühen. Wir hatten das schon bei der Anamnese. Wenn ich mit Nachdruck etwas erreichen will, wenn ich möglichst direkt und ohne Umwege zum Ziel möchte, dann bin ich mit meinem eigenen Erfolg und damit verbunden mit der Möglichkeit des Scheiterns beschäftigt.

Wer irgendetwas ganz besonders will und sich mächtig anstrengt, es zu erreichen, der mag womöglich an seinem Ziel ankommen. Doch welch ein Kampf, welch eine Anstrengung kann damit verbunden sein.

Erinnern Sie sich: Wir haben gesagt, dass eine Kompensation immer mit Anstrengung zu tun hat. Wir kennen das vom sykotischen Miasma. Die aus der Psora stammende Schwäche konnte nicht überwunden werden und breitet sich aus. Die Anstrengung des Patienten, diese Schwäche zu kompensieren, muss erhöht werden und so neigt der Patient in der Sykosis zu überschießenden Reaktionen, man könnte auch sagen zu außergewöhnlichen Anstrengungen. Sich permanent so sehr anstrengen zu müssen ist nicht nur kräftezehrend, es führt auch zu nichts. Die Lösung wäre zurückzukehren zum Ursprung und das hieße anzunehmen und anzuerkennen, dass es eine Schwäche gibt, dass ich lernen muss, mit dieser Schwäche umzugehen. Der Patient ist dann gesund, wenn er aus seiner Mitte heraus handelt, wenn er das rechte Maß für die Auseinandersetzung findet, wenn er nicht an sich zweifelt und die Gewissheit hat, dass er diesen wie auch andere Konflikte bestehen wird.

Übertragen wir diese Idee auf den Prozess der Arzneimittelfindung, so ist jede übermäßige Anstrengung kontraproduktiv und nichts als eine Kompensation der persönlichen Schwäche. Die Kraft liegt in der Annahme, dass ich vielleicht zu schwach bin, dass mein Wissen und meine Fähigkeiten nicht ausreichen, um dem Patienten helfen zu können. Sie liegt im Fluss, welcher sich aus Gelassenheit und Hingabe nährt. Nicht in der Anstrengung und im permanenten Bemühen.

Ich habe vor vielen Jahren ein sehr interessantes Buch gelesen. In diesem Buch beschrieb Tom Brown[25], ein alter nordamerikanischer Indianer, wie er eines Morgens in aller Früh einen Spaziergang in einem Nationalpark machte. Er war noch nicht weit gekommen und weil er sich an der frühen Morgensonne erfreute, setzte er sich an den Fuß eines Baumes, um die Sonnenstrahlen zu genießen. Es dauerte nicht lange und einige Hirsche tauchten in der Lichtung vor ihm auf. Sie schienen ihn nicht zu beachten und zogen äsend an ihm vorüber. Ein Vogel kam geflogen und setzte sich auf den Hut des Indianers. Vielleicht vermutete er, etwas Essbares in dem Hutschmuck zu entdecken. Und nicht lange

---

[25] Tom Brown hat viele Bücher über das Leben in und mit der Natur geschrieben und er hat Seminare für Manager veranstaltet, welche darin die Kunst des Fährtenlesens lernen konnten, um ihre Führungseigenschaften weiterzuentwickeln.

danach kletterte sogar ein Eichhörnchen über sein Knie und seinen Oberarm den Baum empor. Der Indianer war dabei völlig in sich versunken und genoss einfach nur den Moment. Kurze Zeit später riefen die Vögel und kündigten etwas an. Von all den Tieren, die sich eingestellt hatten, war plötzlich jede Spur verschwunden. Nur die laute Unterhaltung und die kräftigen Schritte der Wanderer wurden immer lauter, bis sie endlich vor Tom Brown standen. Sie erzählten von ihren Plänen und dass sie von weit hergekommen seien, um ausgiebige Naturbeobachtungen machen zu können. Sie würden dazu heute noch etwa 30 km zurücklegen müssen und hätten leider keine Zeit, sich zu dem Alten zu gesellen. So schnell wie sie aufgetaucht waren, so schnell waren sie wieder verschwunden. Tiere hatten sie bisher keine gesehen.

Diese kleine Geschichte hat mir sehr geholfen zu begreifen, dass Begegnung immer etwas mit Ruhe, Gelassenheit und Besinnung zu tun hat und dass Vertrauen nur so gewonnen werden kann. Später habe ich entdeckt, dass dies der Schlüssel zu einem der wertvollsten Momente in der Arbeit eines Homöopathen ist. Der Augenblick der Erkenntnis, der Moment, in dem die Dynamik des Patienten völlig unverschleiert den Raum einnimmt, dieser Augenblick ist nichts als ein unendliches Geschenk. Haben Sie schon einmal versucht, sich ein Geschenk zu „erkaufen", indem Sie jemandem einen besonders großen Gefallen getan haben oder indem Sie sich sehr angestrengt haben? Das Ergebnis ist in der Regel unbefriedigend.

Erkenntnis kommt zu uns wie ein Geschenk und diese Art von Geschenk kann man unmöglich erzwingen. Ich versuche, meinen Studenten mit einem Bild zu helfen. Dieses Bild hat mit einem Raum zu tun. In meiner Vorstellung ist es ein Raum, der sich in Form eines überdimensionalen schützenden Gefäßes, einer Art Schale darstellen lässt. Dieser Raum muss am Anfang der Anamnese leer sein und er gehört allein dem Patienten. In diesem Raum gibt es keinen Platz für meine Erwartungen, keinen Platz für Konzepte, Ängste, Hoffnungen. All diese Dinge dürfen sein, aber sie gehören nicht in diesen Raum. Es ist spannend zu erleben, was passiert, wenn man es schafft, die Sehnsucht zu entdecken, die aus der Leere kommt. Es ist die Sehnsucht, angenommen und erkannt zu werden. Der Patient möchte entdeckt werden, er möchte in seiner Einzigartigkeit mit all seinen Ecken und Kanten, seinen Stärken und Schwächen angenommen sein. Das Gefühl dieser Sehnsucht ist für mich eins mit dem Gefühl von Liebe. Einer Liebe, die keine Bedingungen kennt.

Auch wenn es mir vor allem in Stressphasen weniger gelingt, diesen Raum zu schaffen und ihn frei zu halten, so sind doch das Bemühen und die Absicht, diesen Raum zu erzeugen, immer noch erfolgreicher, als mich von Anfang an auf eine Arznei zu konzentrieren, die mir bereits nach 3 Minuten in den Sinn kam und nicht mehr weichen will. Nachdem ich mir angewöhnte, mich bei jeder Anamnese zu Beginn auf diesen leeren Raum zu konzentrieren, entwickelte sich mit der Zeit eine Art Automatismus. Es fiel mir immer leichter, mich zurückzulehnen und die Informationen kommen zu lassen, anstatt ihnen hinterherzulaufen.

Materia Medica in der klassischen Tierhomöopathie

Eine echte Veterinär-Materia-Medica oder Arzneimittellehre der Tierhomöopathie kann es so lange nicht geben, wie wir nicht über ernsthafte Arzneimittelprüfungen (AMP) am Tier oder wenigstens eine Auswertung zahlloser Kasuistiken verfügen. Was wir bisher leisten können, ist zu versuchen, die Kenntnisse, welche wir aus den AMP am Menschen haben, und das Verständnis von der Arzneidynamik, das sich davon ableiten lässt, auf die Möglichkeit der Wiedererkennung beim Tier zu prüfen und zu beschreiben. Es ist also vielmehr der Versuch einer Übersetzung als die Beschreibung wissenschaftlich fundierter Erkenntnisse. Ich möchte das deshalb so sehr betonen, weil es gerade in der tierhomöopathischen Literatur zahlreiche Beispiele von einseitigen Charakterisierungen der verschiedenen Arzneimitteltypen gibt.

„Der Lycopodium-Hund ist dominant, neigt zu aggressivem Verhalten, lässt sich sein Futter nicht wegnehmen und zeigt häufig Blähungen." So oder ähnlich klingen viele Beschreibungen des Lycopodium-Hundes in der tierhomöopathischen Literatur. Wenn ich in den 20 Jahren meiner tierhomöopathischen Praxis und den vielen Jahren des Unterrichtens eines gelernt habe, dann ist es, dass nichts schwerer zu überwinden ist als fixe Ideen. So wenig nützlich es ist, wenn es in der Praxis heißt „Der Irish Setter ist ..." oder „Mein Hund ist halt ein ganz normaler Jack-Russel, Sie wissen ja, wie die sind ...", so wenig hilfreich scheinen mir stereotype Beschreibungen von Arzneimitteltypen für die Tierhomöopathie zu sein.

Wie Sie den bisherigen Kapiteln zu Rassenmerkmalen und dem Weg zur passenden Arznei entnehmen konnten, scheint mir nur eines wirklich wichtig zu sein, und das ist, die innere Dynamik, das innere Erleben und die dazugehörigen Bewegungen, Handlungen, Ausdrücke und sonstigen Erscheinungen, die zu unserem Patienten gehören, zu erkennen. Ich möchte daher versuchen, Ihnen anhand meines Verständnisses von der inneren Dynamik der Arzneien zu verdeutlichen, in welchen Verhaltensmustern, welchen Bewegungen, welchem Charakter von Aktion und Reaktion sich dies bei einem Tierpatienten äußern kann.

Das heißt, Sie werden zunächst meinem Verständnis der Arzneidynamik, wie ich sie beim Menschen verstehe, folgen müssen, damit Sie nachvollziehen können, wie sich diese Dynamik im Tierpatienten präsentieren kann. Bitte gehen Sie nicht davon aus, dass Sie diesen Teil überspringen können, weil Sie das Arzneimittelbild am Menschen bereits kennen. Der Versuch, diese sehr schwer zu differenzierenden Lebensäußerungen zu verstehen, kann nur gelingen, wenn wir sehr aufmerksam sind und gerade den Bereich der Emotionen und deren Ausdruck sehr präzise differnzieren.

Die Signatur der Bewegung in der Materia Medica

Als ich 2007 einen Vortrag von Rajan Sankaran hörte, in dem er über die Bedeutung der Gestik sprach, dachte ich die ganze Zeit: „Das ist ja alles richtig, aber was ist daran so besonders, das ist doch unser tägliches Brot!?" Erst im Nachhinein wurde mir klar, dass diese Perspektive für mich als Tierhomöopath selbstverständlich war und von Beginn an meine Art zu arbeiten charakterisierte, aber für viele Homöopathen sehr ungewohnt zu sein schien. Ich erinnerte mich daran, wie schwer es zu Beginn des praktischen Jahres für viele unserer Studenten ist, ein gesprochenes Wort, eine erklärende Antwort des Tierhalters nicht als gegeben hinzunehmen, sondern sich die „Freiheit" zu nehmen, diese Angaben zu hinterfragen, ja sie in gewisser Weise zu durchleuchten, um den wahren Grund und Charakter dieser Verhaltensweise oder Befindensäußerung zu ergründen.

Wir leben in einer Welt von isolierten Informationen. Das geschriebene Wort, die gesprochene Nachricht wird zu einer Tatsache, so sind wir es gewohnt, durch das Fernsehen, die Nachrichten, die Zeitung und nicht zuletzt das Internet. Internet-Foren, Chat-Räume und E-Mails bieten eine hervorragende Möglichkeit, sich auszutauschen. Andererseits kommt es kaum häufiger zu Missverständnissen als auf dieser Ebene. Spricht man miteinander, nimmt die Bedeutung des „geschriebenen" Wortes deutlich ab und an seine Stelle tritt das Gefühl, welches mit dem beschriebenen Inhalt verknüpft wird. Und unter Umständen ist die Information, die bei meinem Gegenüber ankommt, völlig unbeabsichtigt eine ganz andere.

Sie erinnern sich an den Angstpatienten, den ich im Kapitel „Die Mensch-Tier-Beziehung" beschrieben habe. Um einen Patienten also in seiner Ganzheit zu erfassen, müssen wir immer auch hinter die Bilder schauen, die sich uns aufgrund einer wörtlichen Beschreibung aufdrängen. Dies bedarf einigen Trainings, denn unser Lebensalltag bietet zunehmend weniger Übungsfläche und Zeit für eine tiefschürfende Betrachtung von Sachverhalten und Seinszuständen.

Was ist nun konkret unter der Signatur der Bewegung zu verstehen? Wie soll ich aus einer Bewegung ablesen können, auf welche Weise der Patient die Welt sieht? In der Human-Homöopathie scheint das eine hohe Kunst zu sein und da kann man den Patienten noch fragen. Ist das nicht ein unmögliches Unterfangen?

Diese oder ähnliche Fragen mögen Ihnen durch den Kopf gehen und Sie haben völlig recht. Auf dem Feld, in dem wir uns hier bewegen, wimmelt es nur so von Stolpersteinen. Dennoch ist es möglich, einen sehr präzisen Weg zu beschreiben. Man bedient sich dabei einer Art Minensuchgerät für diese Art von Fallen, in die man hineinzutappen geneigt ist.

Ein tief greifendes Verständnis von der Natur der Bewegung in jeder Arznei hilft uns dabei. Die ersten drei Arzneien, die ich Ihnen in diesem Buch vorstellen möchte, sind Calcium carbonicum, Phosphorus und Calcium phosphoricum. Ich hoffe, dass sie am Ende des Buches besser verstehen, was ich meine.

Was können wir nun aus einer Bewegung ablesen? Stellen Sie sich vor, ein Hund liegt still in seinem Körbchen und schläft. Sie stehen auf, weil Ihnen plötzlich etwas eingefallen ist, das Sie schnell erledigt haben wollen ... Was macht der Hund? Nehmen wir an, er bleibt liegen und öffnet gerade mal sein linkes Auge, checkt die Lage und schließt das Auge wieder. Er schnauft einmal tief und scheint wieder in seinen Tiefschlaf zu verfallen. Was kommuniziert der Hund damit? Nun, das kann eine ganze Menge bedeuten. Schauen wir uns also zunächst einmal an, was das für ein Hund ist. Ist er jung oder alt, groß oder klein, dick oder dünn, ist er vielleicht schwerhörig oder lethargisch, schwermütig, deprimiert oder einfach nur von einem ausgedehnten Spaziergang völlig erschöpft und sein Bedarf an Bewegung für den Rest des Tages ist schlicht gedeckt? Auffällig wäre zunächst, dass er im Vergleich zu vielen anderen Hunden, die sofort aufgesprungen wären, wenn die Halterin plötzlich in Eile aufsteht, ausgesprochen gelassen reagiert hat. Das kann vielleicht eine ganz zentrale Aussage zu seinem Wesen sein, muss es aber nicht. Zunächst gilt es zu überprüfen, in welchem Kontext dieses Verhalten entstanden ist, aus welcher Motivation sich dieses Verhalten ableitet, um sichere Aussagen über diese Bewegung machen zu können.

Sie sehen an diesem kleinen Beispiel, wie weit das Feld der Interpretation sein kann und wie wichtig für eine angemessene Einordnung dieser Bewegung *das Motiv* oder die zugrunde liegende Schwäche und deren Kompensation ist, *die Empfindung* oder das innere Erleben des Patienten und *die Bewegung* selbst sowie der Kontext, in dem der Patient agiert oder reagiert.

Die zentrale Frage bei jedem Patienten ist also: Was geht in ihm vor, wie erlebt er die Welt, wie bewegt er sich aus dieser Perspektive heraus in seiner Umwelt? Um eine passende Arznei zu finden, müssen wir also die inneren Beweggründe für das Verhalten der homöopathischen Arznei, die Themen, die Symptome, Ängste, Befürchtungen, erleichternde und erschwerende oder verschlechternde Einflüsse kennen, damit das Bild klarer wird.

Beginnen wir mit einer der bekanntesten homöopathischen Arzneien:

Calcium carbonicum

Vielen von Ihnen wird diese Arznei einigermaßen gut vertraut sein. Umso erstaunlicher ist es, dass sie neben vielen anderen Polychresten in den meisten tierhomöopathischen Arzneimittellehren fehlt.

Fassen wir noch einmal zusammen, was wir in der einleitenden Diskussion zum Thema „Bewegte Materia Medica" festgehalten haben. Jeder Bewegung des Patienten liegt ein Motiv zugrunde. Dieser innerste Beweggrund des Patienten ist es, der all seinem Handeln die Qualität und die Individualität seiner Aktionen und Reaktionen gibt. Man kann auch sagen, das innere Erleben bestimmt und charakterisiert das äußere Handeln.

Um das Arzneimittelbild von Calcium carbonicum zu verstehen und es am Tier wiederzuerkennen, müssen wir uns der Motive für sein Handeln und somit seiner Bewegungen bewusst werden. Sehen wir mal, was wir über diese Arznei bereits wissen.

Ich nehme an, Ihnen ist bekannt, dass dieses große und wichtige Polychrest aus der inneren Schale der Auster hergestellt ist. Also aus dem härtesten Teil der Austernschale. Die Schale umgibt und schützt die Auster, welche sich als besonders weich und wenig muskulös darstellt. Das unterscheidet sie auch von anderen Muscheln, die im Vergleich ein relativ kräftiges Gewebe in sich tragen, wie es bei den Jakobsmuscheln oder den Miesmuscheln der Fall ist. Doch diese Weichheit finden wir nicht nur im Innern. Die Austernschale selbst zeigt eine ebensolche Schwäche. Sie ist auf ihrer äußeren Seite recht schuppig strukturiert und die obersten Schichten sind sehr brüchig. Diese Struktur erinnert übrigens ein wenig an die Gestalt und Brüchigkeit der Nägel, Krallen und Hufe unserer Calcium-Patienten. Diese Übereinstimmung im Erscheinungsbild ist uns als Signatur bekannt.

Wir können also zunächst feststellen, dass die Substanz, aus der unsere Arznei gewonnen wird, aus einem Umfeld stammt, welches durch ein sehr weiches Inneres und ein bemüht festes Äußeres gekennzeichnet ist.

Werfen wir einen Blick auf die Symptome, welche Calcium unter der Arzneimittelprüfung bei Hahnemann entwickelt hat, so stoßen wir auf einen niedergeschlagenen und melancholischen Charakter mit einer Art grundlegender Beängstigung. Der Patient trägt ein *„wehmüthiges, nicht eigentlich trauriges Gefühl um's Herz, ohne Ursache, mit einer Art wohllüstigen Zitterns am Körper"*. Er ist *„traurig, fast bis zu Thränen, bei sorgenvoller Beschäftigung mit Gegenwart und Zukunft"*. Es stellt sich eine *„trübe, gedrückte Stimmung, mit unwiderstehlichem Hang zum Weinen"* ein. Besonders am Abend und bei Ermahnungen. Sie grämen sich über längst vergangene Beleidigungen oder Kränkungen und sind ängstlich über jede Kleinigkeit.

Sie sind ängstlich über ihre Gegenwart und Zukunft und denken viel über alles nach. Doch sind sie *nicht ohne Neigung zu arbeiten*.

Calcium-Patienten tendieren zu ängstlichem Erleben, als ob sie Böses begangen oder Vorwürfe zu befürchten hätten, bei beharrlicher Neigung zur Arbeit. Sie erleben ihre Welt folglich mit großer Angst und Herzklopfen. Das treibt ihnen „eine Art Angstschweiß, mit etwas Uebelkeit" hervor. Um ihre Angst zu kompensieren, neigen sie offensichtlich zu Unruhe und einer Art Vieltätigkeit; sie wollen immer etwas tun. Äußerst unruhig werden sie offensichtlich am Abend.

Die hier zusammengefassten Zitate stammen aus den chronischen Krankheiten Hahnemanns und gehören zu den originärsten Aufzeichnungen zu dieser Arznei. Ich möchte Sie nun bitten, sich in diese Art des Erlebens hineinzuversetzen und sich vorzustellen, wie sich das anfühlt: Wie fühlt sich Ihr Körper an, was möchten Sie tun und wie möchten Sie es tun?

Wenn es heißt, Calcium erlebt seine Welt mit einem wehmütigen Gefühl. Spüren Sie die Wehmut? Was ist Wehmut überhaupt? „Es bezeichnet ein Gefühl zarter Traurigkeit, hervorgerufen durch Erinnerung an Vergangenes."[26] Was liegt in der Vergangenheit, woran erinnert sich Calcium so wehmütig? „Weh_Mut" besteht aus einem schmerzenden und einem mutigen Anteil. Vielleicht kann man sagen, dass wehmütige Patienten den Mut nicht aufgeben und weitermachen, obwohl es schmerzt. Was schmerzt den Calcium-Patienten?

Die Antwort auf diese Frage kann gewiss sehr vielgestaltig sein, denn allein die zahlreichen Ängste, die dieses Arzneimittelbild wiedergibt, sind beachtlich und lassen den Schluss auf viele Formen der Verletzung oder

---

[26] Vgl. Wikipedia

des Schmerzes zu. Doch richten wir unseren Blick in die Tiefe, so sind es Ängste, die mit Existenzfragen eng verknüpft werden können. Im Periodensystem finden wir das Element Calcium ganz links angeordnet. In der „Theorie der Elemente" von Jan Scholten ist beschrieben, dass für die Arzneien dieser Serie „die Aufgabe, die Arbeit, das Können, die Pflicht oder die junge Reifheit" eine Rolle spielen. Es geht darum, seine Fähigkeiten zu entfalten, sie unter Beweis zu stellen, sie zu einer gewissen Perfektion zu entwickeln. Dabei sind Regeln, Routinen, Ordnungen hilfreich. Doch jede Überprüfung kann auch mit Versagen einhergehen. Fehler, Kritik, Schuld, Verbrechen und vielleicht sogar das Gefühl, verfolgt zu werden, sind die möglichen Schattenseiten dieser Thematik. Die Eisenserie steht für die Phase des Erwachsenseins. Der Ort ist das Dorf, also ein überschaubarer Lebensraum.

Calcium befindet sich im Stadium des Abwägens, Bezweifelns, der Platz-Bestimmung. Fragen wie „Passe ich hierher, muss ich mich den anderen angleichen, mich vor ihnen schützen oder finde ich meinen Weg?" stehen hier im Mittelpunkt. Dabei geht es um Orientierung, aber auch um die Frage „Finde ich auf diesem Weg den nötigen Halt, die Sicherheit, die ich brauche?".

Das zweite Element unserer Arznei ist das Carbonat und es ist von daher mit den Themen der Kohlenstoffserie verknüpft. Hier geht es um den Selbstwert, die Persönlichkeitsfindung, um Gut oder Böse, den Körper und das Annehmen des Körpers. Man könnte auch sagen um den Aspekt der Inkarnation in diesen Körper. Die Frage ist: „Kann ich das Leben nehmen, meinen Platz in diesem Leben finden, es aktiv gestalten?" Diese Fragen sind von großer Bedeutung und es sind einfache, aber sehr essenzielle Antworten, die hier gesucht werden. Es geht folglich darum, wer ich bin oder was ich bin, was ich wert bin, ob ich bestehen kann oder nicht. Die zentrale Frage ist somit: Kann ich wachsen und bestehen oder bin ich zu schwach dazu? Wird es mich überfordern? Wenn sich ein Individuum infrage stellt, ist es bereits geschwächt und es versucht, diese Schwäche zu kompensieren.

Vithoulkas versucht, das Thema dieser Arznei auf den Punkt zu bringen, und nennt den Begriff *Überforderung* als zentralen Begriff für seine Idee von der Essenz der Arznei. Die ist durchaus nachvollziehbar, wenn wir uns das erste Beispiel für eine zentrale Bewegung innerhalb des Calcium-Bildes anschauen. Bei Sankaran lesen wir: „Calcium carbonicum fühlt sich zu schwach, um der Grausamkeit und Rohheit der Welt entgegentreten zu können." Die Wahnvorstellung, dass sie zu schwach und zu klein seien, spiegeln die Ideen und Emotionen wider, die Calcium-Patienten bewegen. Die Bewegung besteht aus dem Motiv, der Emotion und der Bewegung selbst. Ein Motiv ist immer mit einer Bedürftigkeit, einem Bedürfnis verknüpft (ich habe Appetit, weil mein Körper nach Energie verlangt). Das Bedürfnis basiert folglich auf einem Mangel. Somit sind unter Motiv der Mangel und die dazu passende Kompensation, der Ausgleich beschrieben. Emotionen, welche aus einem Defizit herrühren, sind immer verknüpft mit Erlebnissen, die nicht verarbeitet (nicht verdaut) sind. Folglich sind eine Furcht vor ähnlichen Erlebnissen und die Hoffnung auf die Lösung oder Befreiung von diesem ungelösten Konflikt prägend für das Erleben des Individuums. Die Bewegung, die daraus erwächst, wird sowohl in den aktiven als auch passiven Handlungen sichtbar. Die folgende Tabelle zeigt zwei Beispiele für die innere und äußere Bewegtheit des Calcium-Patienten:

Motiv (Causa + Kompensation)		Emotion (innere Bewegung)		Bewegung (äußere Bewegung)	
Schwäche	Kompensation	Furcht	Hoffnung	Aktion	Reaktion
Ich-Schwäche Wahnidee, er sei zu schwach/ zu klein	Fleiß/Arbeit Aber langsam, in seinem Tempo	*Überforderung geistig oder körperlich, wenn Leistung gefordert ist.*	Anerkennung: Kontinuierliche, zuverlässige Arbeit wird gewürdigt.	Geschäftig, macht fleißig mit. Ruhige, gleichmäßige Kontinuität	Eigensinnig/stur, was das Tempo betrifft, aber auch wenn er überfordert ist.
Die Idee: Andere erkennen, dass sie zu schwach sind, wahnsinnig werden	Schüchternheit, Häuslichkeit, Heimweh	Sie mögen mich nicht, ich bin anders, sie erkennen, dass ich schwach bin, wahnsinnig werde.	Sie erkennen meine Schwäche nicht, wenn ich mich nicht zeige, verschlossen bin und mich stabil gebe.	Reservierte zögernde, schüchterne Bewegung,	Verschlossen, nicht ansprechbar, störrisch, dickköpfig, stur

Motiv, Emotion und Bewegung sind eins. Man darf sie nicht getrennt voneinander betrachten oder nach einer vermeintlichen Abfolge suchen. In der Bewegung verschmelzen sie zu einem Seinszustand. Gerade deshalb liegt in der Aufmerksamkeit für die Bewegung die Möglichkeit, den Patienten in seinem innersten Erleben zu erkennen. Die Kombination aus Aktion und Reaktion verrät den Patienten. Er zeigt damit, was er will, also welche Hoffnung er hat und was er nicht will, also welche Befürchtungen er hegt und pflegt. Deshalb sollte eine Anamnese mit Tieren immer so gestaltet sein, dass der Patient sich bewegen darf. So kann er sich „offenbaren"!

Die Spalte Emotion habe ich in zwei Aspekte unterteilt: Furcht und Hoffnung. Wenn Sie ein wenig darüber nachdenken, werden Sie sehen, dass diese beiden Emotionen eine sehr zentrale Rolle in unserem Leben spielen. Sie sind eng verknüpft mit unserer Perspektive, unserer Sicht von der Welt, wie wir sie erleben. Und sie sind zwei Seiten ein und derselben Dynamik. Wenn ich hoffe, fürchte ich zugleich, dass etwas nicht eintreten könnte oder etwas eintritt, das mir das Leben schwer macht. Somit sind diese Gefühle sehr eng mit meiner Sicht von der Welt und meinem Konzept der Aktion und Reaktion verbunden. Sie sind quasi der Schlüssel dazu.

Deshalb stelle ich in beinahe jeder Anamnese die Fragen: „Was ist das Allerwichtigste und was wäre das Schlimmste, das Ihrem Tier geschehen könnte?" Die Antworten sind sehr interessant und wichtig für die richtige Zuordnung der Symptome des Patienten.

Das Calcium-Tier wird diesem Bewegungsmuster zufolge einige sehr charakteristische Eigenheiten und Auffälligkeiten präsentieren.

Allerdings müssen wir, wie bei allen anderen Arzneidynamiken auch, berücksichtigen, dass jede Lebensphase eigene Themenschwerpunkte und somit eigene Erscheinungsformen mit sich bringt.

Ein Calcium-Welpe zum Beispiel wird aufgrund der Furcht, nicht zu genügen und vielleicht im Kampf ums Überleben nicht zu bestehen, sich kontinuierlich und fleißig auf *das Wichtigste* in seinem jungen Leben konzentrieren. Und das wird der Weg zur Zitze am Gesäuge der Mutter sein. Wenn er den gefunden hat, wird er die Quelle der Befriedigung so schnell nicht wieder hergeben. Er wirkt behäbiger und langsamer in der Bewegung, aber ist kontinuierlicher und beständiger als die meisten anderen Welpen.

So ist das auch beim Fressen. Calcium iodatum frisst gierig und eilig, Calcium carbonicum langsam, aber beständig und ausdauernd. Diese Erfahrung, diese Verknüpfung in dem so jungen Leben scheint prägend zu sein. Das Thema, welches sich in diesem zarten Alter ausdrückt, ist bereits sehr zentral für das Leben eines Calcium-Patienten. Es geht um die Versorgung. Deshalb werden wir auf die Frage, was _das Wichtigste_ für den Tierpatienten ist, bei Calcium fast immer hören: „Fressen!!!" Bei vielen Arzneien drückt sich über den Appetit, die Art und Weise zu fressen oder nicht zu fressen, mit dem Futter umzugehen, ein bestimmtes Futter zu bevorzugen und anderes zu verschmähen, auf sehr direkte Weise aus, was den Patienten bewegt.

Bei Calcium ist es die Angst, nicht ausreichend versorgt zu sein, die ihn zu einem sehr kontinuierlichen und immer hungrigen Esser macht. Diese Angst kann sich zum Beispiel darin ausdrücken, dass Pferde ungern den Hof verlassen und sehr langsam sein können, wenn es in die Ferne geht. Sobald der Weg an einer Kreuzung oder Abzweigung die Möglichkeit eröffnet, in Richtung Hof abzubiegen, wird das Calcium-Pferd _vorschlagen,_ doch diesen Weg zu nehmen. Unerfahrene Reiter können hier leicht in Verlegenheit kommen und sofern sie sich nicht durchsetzen können, geht es dann auch schon wieder Richtung Heimat. Auf der grünen Wiese fühlt sich das Calcium-Pferd am wohlsten. Keine Arbeit, kein Versagen, keine Herausforderungen – das ist ein Leben, wie es dem Calcium-Pferd gefällt.

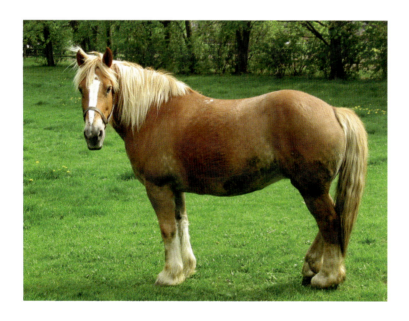

Setzt sich der Reiter jedoch durch und drängt das Calcium-Pferd auch noch zu einer schnelleren Gangart als Schritt, so kommt das Tier recht leicht ins Schwitzen. Das ist natürlich auch konditionsabhängig, hat jedoch nicht nur körperliche Ursachen. Es ist genauso möglich, dass es anfängt, profus zu schwitzen, wenn es in der Halle oder am Arbeitsplatz vor eine neue Aufgabe gestellt wird. Solange bereits gelernte Lektionen wiederholt werden, ist alles in Ordnung. Doch wenn es um neue unbekannte Übungen geht, ist das bereits eine Herausforderung und darin liegt die Möglichkeit des Versagens. Der Stress drückt sich sehr rasch in Form von Schweißbildung am Hals aus. Ganz besonders schnell ist das der Fall, wenn der Reiter ungeduldig ist und nicht berücksichtigt, dass ein Calcium-Pferd etwas mehr Zeit zum „Nachdenken" braucht.

In einer Phase, in der unser Sohn sich in diesem Arzneimittelbild befand, war eine seiner Lieblingsfragen: „Warum schnell?" Das soll nicht heißen, dass Calcium-Patienten immer langsam sind oder nicht auch selbst in Unruhe und Eile verfallen können. Denn wenn sie in Stress geraten, werden sie zunächst aufgeregt. Ihre emotionale Bewegtheit mit der Furcht zu „versagen" oder nicht „zu genügen", den Herausforderungen nicht gewachsen zu sein oder gar der Furcht, die anderen würden erkennen, dass sie „verrückt" werden könnten, drückt sich hier in gesteigerter Geschäftigkeit sehr deutlich aus. Wenn das Maß der Forderungen überschritten ist, wenn nichts mehr geht, werden sie stur, eigensinnig und dickköpfig. Wenn der Druck nicht nachlässt, können sie sich sehr aufregen und sogar sehr heftig reagieren.

Junge Calcium-carbonicum-Tiere werden von ihren Haltern häufig als stur, dumm oder eigensinnig eingestuft, wobei es sich nicht so sehr um wirkliche Eigensinnigkeit handelt, wie das bei Silicea der Fall sein kann. Diese „Eigensinnigkeit" oder Sturheit beruht deutlich auf einer Überforderung der geistigen Ebene. Grund dafür ist nicht die geistige Fähigkeit an sich, sondern durch die langsame Art, das langsamere Begreifen, welches zugleich ein gründlicheres Begreifen ist („Entdeckung der Langsamkeit" von Sten Nadolny), entsteht die Überforderung und demzufolge der „falsche Eindruck". Eine andere Form der „Eigensinnigkeit" findet sich bei Calcium-carbonicum-Tieren in der Arbeit oder anderen Routinen, bei denen die Tiere die ihnen gestellte oder von ihnen beanspruchte Aufgabe oder Tätigkeit unbedingt zu Ende bringen müssen. Vorher geben sie keine Ruhe.

Aber nicht bei allen Calcium-Tieren lässt sich diese Verzögerung erkennen. Im Gegenteil, es können sogar sehr fleißige und arbeitswillige Tiere sein, die mit viel Spaß lernen und mit Begeisterung neue Aufgaben erfüllen. Dies setzt jedoch geduldige und erfahrene „Erzieher" voraus, denn sonst würde auch bei ihnen eine Überforderung zu dem zuvor beschriebenen Verhalten führen. Mit Geduld werden diese Tiere jedoch zu den zuverlässigsten zählen, die man finden wird.

Calcium steht als einziges Mittel in der Rubrik *„Ärger; Zorn; Wut; Wutanfälle, aus geringstem Anlass"*. Wenn das Fass voll ist, reicht ein Tropfen, um es zum Überlaufen zu bringen. So kann es sein, dass wenn der Stress nicht nachlässt, ihr innerer Konflikt und die dazugehörigen Emotionen sich nicht ausdrücken können – und Calcium platzt schließlich irgendwann der Kragen. Dann können sie sehr heftig und bisweilen hysterisch erscheinen und erinnern an Belladonna, Nux vomica, Ignatia oder Stramonium.

Dabei werden diese emotionalen Ausbrüche durch scheinbar nichtige Auslöser erzeugt. Die Tiere werden unruhig und erregen sich immer mehr, bis es zu unkontrollierten Handlungen kommt.

Ich habe einen Fall erlebt, bei dem eine Katze plötzlich aus recht nichtigem Anlass (eine Lampe war umgefallen) wild umherlief und sich in die Beine der Halterin oder anderer anwesender Personen verkrallte und verbiss. Calcium löste den Fall. Für gewöhnlich kommt man in diesem Stadium jedoch auf andere Mittel, die bei einer Manifestation dieser psychotischen Energie wahrscheinlich sehr oft helfen werden. In diesem Fall waren bereits verschiedene Mittel ohne Erfolg ausprobiert worden.

Auch merken sie sich derartig intensive Erfahrungen sehr nachhaltig. Hat man ein Calcium-Tier einmal auf diese Weise überfordert, ist die Thematik bei der kleinsten Andeutung einer möglichen neuen „Herausforderung" wieder präsent und führt zu frühzeitiger „Verweigerung". Das Ergebnis ist ein verschlossener, zurückgenommener, schüchtern wirkender Patient, der den Menschen nicht zu trauen scheint. In dieser Phase neigt Calcium zu Depressionen. Die Verschlossenheit kann an die von Natrium oder andere zurückgezogene Arzneien erinnern. Auch von dem ursprünglichen Fleiß ist hier nicht mehr viel zu merken. Sie haben ihr Interesse verloren und wollen nur ihre Ruhe und fressen. Womit wir wieder bei den Attributen **f**ett, **f**aul und gefräßig wären.

Doch wünschen sie sich im Innersten die Anerkennung, den Schutz, die Sicherheit und eine positive Bewertung von anderen, und mit viel Geduld, Zuwendung und Lob bekommt man ein Vertrauensverhältnis wieder hin. Besonders wenn man Futter zur Belohnung einsetzt. Diese Tiere lassen sich sehr leicht konditionieren, solange man sie nicht überfordert. Durch Ungeduld bedient und aktiviert man hingegen das Leidensmuster des Calcium-Charakters. Kommt es zu wiederholten „Kränkungen", so wird der Patient als erste Form der Kompensation bemüht sein, alles gut und richtig zu machen und fleißig zu arbeiten. Die zweite Phase setzt ein, wenn die Überforderung nicht nachlässt, dann wird der Calcium-Patient eigensinnig, dickköpfig und stur. Erst ist er noch bemüht mitzumachen und dann legt sich scheinbar ein Schalter um und nichts geht mehr. Der Tierhalter hat den Grund für dieses Verhalten oft nicht einmal wahrgenommen. Calcium ist ein sehr sensibler Charakter, der sich erst wehrt und in die Verweigerung geht, wenn sein Bemühen gescheitert ist und er das Gefühl hat, der Herausforderung nicht mehr gewachsen zu sein. Dass dies aufgrund seines geringen Selbstbewusstseins sehr früh der Fall sein kann, ist sein Verhängnis.

Der folgende Fall beschreibt diesen Mechanismus sehr deutlich.

Fall: Alida – Anamnese: 16.03.06

Grund der Behandlung: Widersetzlichkeiten bei der Arbeit

Patient: „Alida", geb. 02.03.2001

Tierart: Pferd; Rasse: Haflinger; Geschlecht: weiblich

Regelmäßig geimpft und entwurmt.

Anamneseprotokoll einer Studentin:

Ab dem Alter von 2,5 Jahren in regelmäßiger Ausbildung mit gelegentlichem Besuch von Turnieren und festlichen Umzügen.

Widersetzlichkeiten beim Reiten; wenn ihr etwas nicht passt oder sie irgendwo nicht hingehen will, bleibt sie einfach stehen.

Wenn man dann Druck macht, fängt sie an zu steigen.

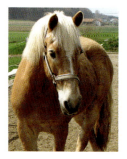

Wird von der 13-jährigen Tochter geritten, ab und zu von der Mutter.

In letzter Zeit nur noch von einer Ausbilderin, Tochter traut sich nicht mehr bzw. es ist zu gefährlich.

Auf Umzügen und im Gelände ist sie sehr brav, nervenstark, auch mit 6-jährigem Mädchen im Sattel.

Im Umgang ist sie ok.

Einmal hat sie bei der Bodenarbeit (Lektion Rückwärtsrichten) angefangen, vorne zu treten (Reaktion auf Gerte) und dann zu steigen, aber der Grund war wohl das Weggehen eines anderen Pferdes aus der Reitbahn:

Übermäßige Reaktion auf geringen Druck!

Schmust sehr gerne, lässt sich gerne <u>im</u> (!) Ohr kraulen, mag Berührung.

Kann nicht gut stehen bleiben, da kommt schnell Langeweile auf.

Frisst alles, auch Einstreu (hier: Stroh). Sie ist futterneidisch.

Schafft Ordnung in der Herde, ist ranghoch, aber fügt sich unter die Leitstute, besteigt andere Stuten.

Lässt die anderen Pferde nicht durch den Eingang in die Koppel.

Mutterinstinkt, „adoptiert" andere Absetzer[27].

---

[27] Ein Absetzer ist ein Fohlen, das keine Muttermilch mehr erhält.

Kam als Jährling in den Stall und hatte extremen parasitären Befall mit der Dasselfliege => Entwurmungen.

Anmerkungen der Studentin:

Insgesamt eher symptomarm.

Problem liegt wahrscheinlich vorwiegend in der Ausbildung des Pferdes.

Für einen Haflinger (vom alten Stamm) eher zierlich und noch unreif.

Wirkt von der körperlichen Entwicklung wie eine 3-jährige Stute.

Diskussion:

Das Protokoll zeichnet sich vor allem durch relativ knappe und sachliche Informationen aus. Was wenig fokussiert wird, ist der Konflikt, das innere Erleben des Patienten. Die Anmerkung der Studentin, dass es sich um einen Fehler im Umgang mit dem Tier handele, ist richtig. Sie berücksichtigt jedoch nicht, auf welche Art und Weise die Patientin mit dem Problem umgeht. Es darf nun nicht darum gehen zu beurteilen, was die Studentin vielleicht falsch gemacht hat, sondern vielmehr darum, was wir aus den vorliegenden Informationen von dem Tier lernen können, also wie wir das Verhalten verstehen können. Schauen wir uns dazu zunächst die Bewegung an.

Das Pferd steigt! Das mag sich für Sie harmlos anhören, aber ein Pferd, das diesen „Ausweg" sucht, fühlt sich bereits sehr in die Enge gedrängt.

Oder es bleibt einfach stehen, wenn „ihm etwas nicht passt".

Es reagiert in diesem Muster, wenn man Druck macht, das heißt Leistung verlangt.

Auf Umzügen und im Gelände ist sie sehr brav, was bedeutet: Wenn es keine besonderen Herausforderungen gibt, ist alles in Ordnung.

Bei der Bodenarbeit hat sie Stress gehabt, sie sollte rückwärts gehen und hat dann vorn ausgetreten. Stuten machen das eher selten, und wenn dann eher hinten, aber auch hier haben wir den Zusammenhang mit einer Anforderung. Zudem steht das Rückwärtsrichten für Nachgeben, Kleinbeigeben.

Sie schmust sehr gern, sogar in den Ohren, was für Pferde eher ungewöhnlich ist. Sie ist fürsorglich und adoptiert Absetzer. Sie ist ordnungsliebend und hat eine relativ hohe Rangposition.

Wo ist der Konflikt? Die auffälligsten Bewegungen – Steigen, Treten oder sich Verweigern – sind durch zu hohe Anforderungen, also eine Überforderung ausgelöst. Das ist der Kern des Falls.

<u>Verordnung:</u> Calc. C30, eine Gabe.

Erster Bericht am 21.04.06:

Reiten macht mehr Spaß! Das Steigen ist weg.

Sie wird jetzt aber auch anders geritten – mit weniger Druck.

Bei den ersten Ritten nach der Mittelgabe ist sie vom Eingang weg galoppiert und hat gebuckelt.

Jetzt ist sie wesentlich umgänglicher beim Reiten.

Abwarten, keine Wiederholung des Mittels.

Diskussion:

Die Erstreaktion ist deutlich. Die Patientin zeigt sehr deutlich, was sie will. In der Folge kann sie aber entspannter sein. Sie erhält weniger Anlass zum Steigen, weil weniger Druck ausgeübt wird. Das macht die Beurteilung der Arzneireaktion ein wenig unsicherer. Es bleibt vielleicht anzumerken, dass ein Konzept, wie wir es bei Calcium beschrieben haben, sehr frühzeitig auf mögliche Überforderungen reagieren kann. Forderungen zurückzunehmen hilft also in jedem Fall, aber sofern der Patient im Ungleichgewicht bleibt, kann ein relativ nichtiger Anlass bereits als Auslöser für eine sture oder aufgeregte Reaktion ausreichen. Dieses Muster scheint überwunden.

Der Fall beschreibt einen sehr simplen, aber in dieser Schlichtheit immer wieder anzutreffenden Prozess der Überforderung, wie wir ihn durch Calcium gespiegelt und gelöst sehen.

Eine weitere Steigerung und Zuspitzung dieses Verhaltenskonfliktes kann ein erheblich dramatischeres Aussehen an den Tag bringen. Wir erleben dies beim Tier nicht so häufig, aber ein verzweifelter, verwirrter Zustand, der zu emotionalen und geistigen Grenzwerterfahrungen führen kann, ist bei allen Tieren möglich. So können Calcium-Tiere ohne Zweifel Wahnbilder (Halluzinationen) entwickeln und sich so verhalten, als würden Monster aus der Wand kriechen oder die Häuser über ihnen einstürzen und vieles mehr ...

Sie sehen, um das Arzneimittelbild von Calcium carbonicum beim Tier wiedererkennen zu können, sollten wir seine Bewegungen studieren und es in seiner inneren Dynamik verstehen. Gleichzeitig müssen wir aber jeden Ausdruck kritisch reflektieren und prüfen, ob sich dieses Bild beim Tier auf die gleiche Art und Weise oder zumindest ähnlich entwickelt. Nur so kann es uns gelingen, aus der Bewegung des Patienten sein innerstes Motiv zu erkennen.

Dieses wird, wie ich bereits erwähnt habe, besonders dann deutlich, wenn es um Hoffnung und Furcht geht, weil sich diese Gefühle fast unmittelbar in Bewegung umsetzen. Der Patient agiert und reagiert sofort und jede Form der Verhaltenskontrolle erlebt hier ihre Schwäche.

Die Befürchtungen und Ängste, mit denen Calcium-Tiere mir in der Praxis begegneten, sind vielfältig. Dennoch möchte ich einige hervorheben, weil sie häufiger anzutreffen sind als andere.

Dazu gehören die Höhenangst, die Furcht vor Insekten, die Furcht im Dunkeln und in der Dämmerung, die Furcht in geschlossenen Räumen (Klaustrophobie), besonders wenn sie bewegt sind, wie bei Fahrstühlen. Bei einer Katze habe ich sogar die Furcht vor Mäusen erlebt, bei Pferden die Furcht vor Hunden. Furcht bei Sturm und Gewitter und vor allem die Furcht, nicht genug zu fressen zu bekommen. Die Furcht vor Insekten ist besonders bei Pferden immer wieder anzutreffen, aber auch bei Hunden oder Katzen habe ich erlebt, dass sie sehr unruhig und ängstlich werden, wenn Fliegen im Raum sind. Auffällig ist auch, dass Calcium-Tiere offensichtlich sehr rege träumen, und das in jedem Alter.

Aber wie drücken sich die Hoffnungen des Calcium-Patienten beim Tier aus? Als Erstes hofft er, „nicht zu verhungern". Das trifft sowohl auf die rein physische Empfindung von freudiger Erwartung auf ein Leckerli oder die nächste Mahlzeit zu (die Halter brauchen nur in die Küche zu gehen und der sonst eher ruhige Hund folgt) als auch auf die emotionale soziale Versorgung. Nichts verunsichert den Calcium-Patienten so sehr wie ein gestörtes familiäres Gleichgewicht. So hoffen sie sehr, dass sich in der Struktur der Familie nichts ändert. Ein anderer Hund, der für ein paar Tage zu Besuch kommt und vielleicht auch noch sehr lebendig ist und alle Aufmerksamkeit auf sich zieht, kann dieses Gleichgewicht bereits sehr ins Wanken bringen und die Sorgen beginnen. Die Hoffnung ist also, dass alles so bleibt, wie es ist, wenn es in Ordnung ist.

Wir wissen, dass mineralische Arzneien sehr ordnungsliebend sind. Bei einem Calcium-Kind habe ich gesehen, dass es ein ganzes Din-A4-Blatt, wie es in der Schule für die Mathematik genutzt wird (kleine Kästchen), mit beliebigen Ziffern gefüllt hat. Das hat einige Zeit in Anspruch genommen, aber die Verunsicherung in einer fremden Umgebung hat wohl seinen Fleiß und seine Fähigkeit, Kontinuität zu zeigen, beflügelt. Der Junge wirkte sehr schüchtern, hat kaum ein Wort gesprochen, kaum auf Fragen geantwortet, aber er hat sich nicht aus der Ruhe bringen lassen, sein Blatt mit Zahlen zu füllen. Es war als wolle er damit zeigen „Schau her, ich kann auch etwas", ohne in einen persönlichen Kontakt gehen zu müssen, was ihn in der fremden Umgebung überfordert hätte.

Wenn Calcium sich sozial verunsichert fühlt, greift es zu Ersatzhandlungen. Beim Tier können das Stereotypien sein, wie z. B. Koppen (Abschlucken und Aufschwulken von Luft) oder Weben (stereotype Bewegungen von einer Seite zur anderen) beim Pferd oder stundenlanges Beschäftigen mit einem Gegenstand, z. B. einem Knochen oder einem Stock. Damit meine ich nicht das Fressen des Knochens, sondern ein mehr oder weniger sinnloses Beschäftigen mit irgendwelchen Dingen. Das Verhalten zeigt den Charakter der Ersatzhandlung und es liegt ein emotionaler, sozialer Stress vor. „Was denken die anderen von mir, erkennen sie meine Schwäche, meine Unzulänglichkeit oder beurteilen sie mich negativ?" Verstehen Sie, was ich meine?

Ein Pferd, das webt, kann aus ganz verschiedenen Motiven weben. Es kann ein gesteigerter Bewegungsdrang sein, der unterdrückt wird, oder der fehlende soziale Kontakt, ein Boxennachbar, mit dem es in Konkurrenz steht, die Angst, verlassen zu werden, die Furcht, seine Position in der Herde zu verlieren, weil es in der Box bleiben muss etc. Bei Calcium ist es das zuvor beschriebene Motiv und es tritt besonders dann auf, wenn es in der Box kein Futter mehr gibt.

Schauen wir uns nun einige körperliche Symptome der Arznei an und versuchen zu verstehen, was sie mit der bisher beschriebenen Dynamik zu tun haben. Beginnen wir ruhig mit der häufig beschriebenen Körpererscheinung. Der Calcium-Patient ist **f**ett, **f**aul und ge**f**räßig, heißt es und abgesehen von Ausnahmen trifft dies in der Regel zu. Der Zustand der Fettleibigkeit hat etwas Schützendes, er hat viel mit Zuwendung (Futter) zu tun oder ist verursacht durch die Faulheit. Diese haben wir in der einleitenden Beschreibung der Arzneidynamik als Verschlossenheit, Zurückgezogenheit, Eigensinnigkeit und Sturheit kennengelernt. Die Nährstoffe werden gespeichert. (Der Patient merkt sich jede Verletzung, wie ein Elefant.) Solange Calcium noch in Aktion ist, also versucht, durch Fleiß und Kontinuität seine Schwäche auszugleichen, ist er noch warmblütig.

In den folgenden Stadien hingegen fehlt es ihm an Lebenswärme und alle Beschwerden sind verschlimmert durch Kälte, besonders durch kaltfeuchtes Wetter. Auch macht ihm am Anfang die körperliche Anstrengung nur bedingt Probleme, im fortgeschrittenen Stadium sind alle Beschwerden schlechter durch körperliche Anstrengung. Besonders auffällig ist die Verschlimmerung durch das Ersteigen einer Anhöhe. Es müssen nicht gleich Berge sein, der Hügel tut es auch schon. Gleiches gilt für Treppensteigen. Wenn es sich um eine offene Treppe handelt, kommt die Furcht an hoch gelegenen Orten dazu und wir erleben einen sehr sturen und eigensinnigen Calcium-Patienten.

Die Krankengeschichte weist einen Mangel an Widerstandskraft aus. Wir sehen häufige Infektionen, gern sind die oberen Atemwege und die Ohren oder die Blase betroffen. Sie leiden häufig unter rezidiven Mittelohrentzündungen oder Hautausschlägen am äußeren Ohr und dahinter. Die häufigen Entzündungen der Tonsillen bei Calcium-Kindern und Jungtieren kann man als klinischen Befund registrieren, doch was drückt dieses Symptom aus? Die Tonsillen und das gesamte lymphatische System stellen so etwas wie die „Feuerwehr" dar. Sie signalisieren eine erhöhte Alarmbereitschaft und Anstrengung des Patienten, sich gegen die Ausbreitung eines Erregers zu wehren. Das Symptom drückt dabei die individuelle Art und Weise des Patienten aus, mit „Angreifern" umzugehen, und er zeigt uns, wie er geneigt ist, seine Schwäche zu kompensieren.

Die Beschwerden treten oft infolge von Durchnässung auf und, besonders wenn der Patient eine Epilepsie entwickelt hat, gern bei Vollmond. Sie werden sich fragen, wie die Epilepsie in die bisher beschriebene

Krankheitsdynamik passt. Nun, das ist recht einfach nachvollzogen, wenn man sich an das Beispiel mit dem Fass erinnert, das irgendwann überläuft. Epileptische Anfälle treten bei vielen Patienten vermehrt in unmittelbarem Zusammenhang mit geistig-emotionalem Stress auf. So auch bei Calcium. Der Vollmond scheint viele Menschen an ihre tiefsten Empfindungen zu erinnern. Sie liegen bei Vollmond wach und grübelnd im Bett. Für Calcium eine ideale Voraussetzung, um sich tiefer in sein pathologisches Muster hineinzubewegen. Diese Dynamik kann ein unbewusstes Entladungsmuster, den epileptischen Anfall hervorrufen. Das scheint auch bei Tieren so zu sein, denn die allgemeine Verschlimmerung bei Vollmond und besonders die Häufung von Anfällen bei Vollmond sind hier ebenso zu beobachten.

Versuchen wir, eine weitere Brücke zwischen dem geistigen Prinzip und der physischen Dynamik zu schlagen. Calcium ist als Element neben Phosphor besonders am Aufbau strukturgebender Gewebe, wie dem Knochengerüst oder den Zähnen, beteiligt. So ist es nicht verwunderlich, dass Pathologien dieser Gewebe im Arzneimittelbild von Calcium eine wichtige Rolle spielen. Die Dynamik ist auch hier durch Langsamkeit und Schwerfälligkeit geprägt. Besonders wenn es ein Überangebot an Mineralstoffen gibt, kann man sich gut vorstellen, dass das Thema Überforderung auch auf dieser Ebene dazu führt, dass der Patient bemüht ist, seinen Leistungsmangel zu kompensieren, aber es gelingt ihm nur bedingt. Unzureichendes Wachstum, Deformationen, Rachitis, verzögerte Zahnung oder brüchige Zähne sind wichtige körperliche Symptome der Arznei. Das Thema der Schwäche in der Assimilation findet sich auch schon auf der äußersten Ebene, beim Fell und bei den Krallen oder den Hufen. Die Hufe brechen leicht aus und bilden eine annähernd ähnliche Struktur wie die der Austernschale, die Oberfläche wird „schuppig" brüchig. Calcium ist eine wichtige Arznei für das psorische und das sykotische Miasma. Daher erstaunt es nicht, dass wir auf der körperlichen Ebene einen Mangel in der Assimilationsfähigkeit ebenso finden wie die Kompensation dieses Mangels, die Übertreibung, welche in die Deformation führt. Auch bei der Reparation von Verletzungen der Knochenhaut (z. B. bei der Arthrose) kommt es zu einer ausgeprägten Narbenbildung. Im Röntgenbild zeigt das Gelenk deutliche Veränderungen.

Ein weiteres wichtiges Thema stellt die Verdauung dar. Aus dem Verständnis des geistigen Prinzips wissen wir, dass Calcium Probleme hat, sich in seiner sozialen Umgebung zu bewegen. Er möchte nichts falsch machen oder alles richtig machen. Wenn etwas schief geht, macht er sich viele Gedanken. Zweifel kommen auf, ob die anderen seine Unzulänglichkeit erkannt haben. Daher ist er so bemüht, wenigstens das, was er macht, besonders gut zu machen und sich sonst zurückzuhalten.

So ist Calcium ein sehr guter Esser, und wenn etwas mit der Verdauung nicht „so gut funktioniert", versucht er das zu „verbergen". Wir finden das in dem Symptom „Obstipation ohne Stuhldrang".

Ein anderes interessantes Symptom ist das Verlangen nach unverdaulichen Dingen. Hierzu gehören in erster Linie Erde, Kreide, Kalk und, was ich beim Tier bisher nicht direkt angetroffen habe, nach Bleistiften.

Der klassische Bleistift enthält primär Grafit, also Kohlenstoff. Erde, Kreide und Kalk enthalten Kalzium. So scheint es ein auffälliges Verlangen nach der Substanz zu geben, die hier das Befinden des Patienten charakterisiert. Ähnlich wie wir bei Natrium muriaticum das Verlangen nach oder die Abneigung gegenüber Salz finden.

Dieser Hinweis mag Ihnen profan erscheinen, doch gerade die Sprache des unmittelbaren Ausdrucks ist es, die wir lernen müssen wahrzunehmen, wenn es um die Spiegelung innerer Prozesse des Patienten geht. Auch das Verlangen nach deftigen Speisen, Eiern, Fetten, Ölen, Käse, Nüssen und Milch finden wir bei Calcium-Tieren. Besonders bei Hunden, aber auch bei Katzen und sogar bei einem Pferd habe ich ein ausgeprägtes Verlangen nach Eiern (allerdings rohen) beobachten können. Dieses Symptom wird in der Materia Medica für den Menschen als Leitsymptom gewertet.

Gleichzeitig gibt es Abneigungen gegen fettige und schleimige Nahrung oder Milch. Dies tritt jedoch überwiegend in Phasen akuter Verdauungsbeschwerden auf. Dann treffen wir auf saures Aufstoßen, welches – gepaart mit dem durch Stress verursachten gereizten Gemütszustand – wieder an Nux vomica erinnern kann. Unter anderem finden wir hier auch bei Rindern mit der Pansenatonie[28] eine

---

[28] Die Pansenatonie (verminderte oder eingestellte Tätigkeit des Pansens) tritt häufig bei Futtermittel-Vergiftungen auf. Sie kann dann u. a. durch das Clostridium botulinum verursacht werden und ist auch als Botulismus bekannt und gefürchtet. Es kann in der Folge zu Anorexie und Schwäche, dem Festliegen der Kühe, einer Tachykardie, der Pansenatonie und einer Zungenlähmung kommen. Neben der offensichtlichen Schwäche können verminderter Kotabsatz, Schluckstörungen und ein

Entsprechung zu unserem Arzneimittelbild. Sie kann verschiedene Ursachen haben, ist aber bei Calcium immer durch „Unverträglichkeit" oder „Unverdaulichkeit" von Futter oder Überforderung und Stress verursacht.

Verdauungsstörungen können bei Calcium auch von Milch, Brot oder Trockenfutter verursacht werden. Verstopfung aufgrund von einseitiger Fütterung (z. B. ausschließlich Stroh beim Pferd) kann besonders, wenn es außer dem fehlenden Kotabsatz und Darmträgheit keine Symptome gibt, auf Calcium hinweisen.

Saure Durchfälle, vorwiegend bei Welpen, Fohlen und Kälbern, sind häufig anzutreffen. Auffällig ist dann besonders die allgemeine Abmagerung bei aufgetriebenem Bauch.

Zusammenfassend können wir sagen: Jeder Durchfall, jede Verstopfung ohne Stuhldrang, jede chronische Schwellung der Tonsillen steht bei Calcium für seine Idee des Versagens. *„Da ist ein Problem, ich weiß, dass es da ist, und ich weiß, ich müsste es lösen, ich müsste mich lösen. Ich müsste bereit sein zu wachsen, aus mir herauszukommen, zu kämpfen, zu gewinnen und stark zu sein. Wenn da nicht die Angst wäre."* Zu der *zurückhaltenden* Dynamik des Calcium-Patienten passen auch die in diesem Krankheitsbild gelegentlich anzutreffenden hypothyreotischen Erkrankungen. Der Patient wird antriebslos, phlegmatisch und neigt zu Gewichtszunahme. In der Hypothyreose[29] entwickelt der Patient eine ausgeprägte Schwäche und Antriebsarmut. Das entspricht dem Konzept des Rückzugs und der Vermeidung weiterer belastender Situationen. Der Patient folgt seiner Idee von der Welt und fürchtet: *„Ich bin zu schwach, zu weich und ich werde den Herausforderungen nicht gewachsen sein."*

Die Hoffnung bleibt bestehen, dass *„wenn ich mich schütze, gut ernähre, für mich sorge, alle Gefahren vermeide …, irgendwie doch noch alles gut wird"*. Deswegen verlangt der Calcium-Patient so sehr nach indirekten Zuwendungen und herzhaften Speisen.

---

vermehrter Speichelfluss auftreten. Akut kommen hier sicher eher Nux vomica, Bell. oder Lyc. infrage. Bei einem chronischen Verlauf hingegen sollte man Calcium nicht vergessen.

[29] Die Hypothyreose bei Tieren tritt vor allem bei Hunden ernährungsbedingt auf, ist aber aufgrund der sehr umfangreichen Versorgung mit Jod im Fertigfutter in den letzten Jahren zurückgegangen. Hier gilt es, vor allem bei der Rohfütterung der Hunde auf jodhaltige Nahrung zu achten. Somit gehört für den gesunden Hund Fisch auf den Tisch.

Beim Menschen finden wir ein nettes Symptom zu dieser Thematik. Kinder und oft auch Erwachsene können keine Grausamkeiten, keine schlimmen, schrecklichen Dinge im Kino oder Fernsehen anschauen. Sie bevorzugen Filme, in denen alles gut wird und die Dinge überschaubar bleiben. Sie erinnern sich an die von Hahnemann beschriebene melancholische Stimmung.

Das Hauptthema auf der körperlichen Ebene ist mit *mangelnder Assimilation des Kalzium-Stoffwechsels* beschrieben, was sehr schön zu unserem Thema passt. Dem Calcium-Patienten fehlt es an Substanz auf der geistig-emotionalen wie auf der körperlichen Ebene. Die Tiere entwickeln sich, obwohl sie kräftig gebaut zu sein scheinen, langsam, besonders was das Lernverhalten betrifft. Im Hunderudel sind es Tiere, die neue Fähigkeiten deutlich langsamer erlernen als ihre Artgenossen.

Das Bedürfnis nach Struktur und Organisation ist deutlich ausgeprägt in Calcium-carbonicum-Tieren. Es sind Tiere, die sehr zufrieden sind, wenn sie ihre Aufgabe und ihren Bereich haben. Sie laufen nicht fort, sind keine Freunde großer Spaziergänge, aber laufen durchaus brav mit, wenn man sie auffordert.

Auch sind sie nicht aggressiv. Es sind eher Tiere, die signalisieren: „Störst du mich nicht, so lasse auch ich dich in Frieden." Sie spielen daher im Rudel oder in der Herde keine offensichtlich dominierende Rolle. Aber sie lassen sich auch nicht so leicht einschüchtern. Ihre Stärke resultiert mehr aus ihrem ruhigen Wesen und der Tatsache, dass sie das, was sie machen, zuverlässig und gut ausführen. Es geht ihnen nicht um Machtstreben oder einen Anspruch auf Führung, wenngleich mir Calcium-Tiere von Tierhaltern als „Chef" oder dominant beschrieben wurden. Häufig wird diese Zuordnung jedoch von der Tatsache abgeleitet, dass andere Tiere weichen, wenn sie zum Fressen kommen. Das ist der Bereich, in dem sie sich nichts nehmen lassen. Aber im Gegensatz zu Lycopodium geht es ihnen nicht um den Anspruch auf einen höheren Rang.

Langsamkeit ist, wie bereits beschrieben, ein wesentliches Merkmal. Pferde beispielsweise, die mehrere Tage in der Box verbracht haben, reagieren gewöhnlich mit Übermut und toben sich erst einmal kräftig aus. Nicht so beim Calcium-Pferd. Es geht mehr oder weniger zügig zur Tagesordnung über und bleibt bei seinen Lieblingsbeschäftigungen, was durchaus das ruhige Verweilen an einem bevorzugten Futterplatz sein kann. Verordnete Stallruhe führt oftmals zu noch größerer Mattigkeit und Faulheit.

Das Besteigen eines Anhängers kann auffällig schwierig sein. Denken Sie an die Angst im Dunkeln. Plötzlich stehen diese sonst so robusten Tiere vor einem und zittern, weil sie auf einen Anhänger sollen. Aber was wesentlicher dabei ist: Calcium entsprach der Grundidee dieser Energie, dieser Art von plötzlicher Hysterie, die erst zum Ausbruch kam, als es gar nicht mehr anders ging.

Es hat etwas Verzweifeltes. Die Tiere schwitzen leicht bei Stress. Sie werden immer wieder erleben, dass Ihnen Halter berichten, dass ihr Pferd wie in Schweiß gebadet dastand, entweder als der Reiter im Training an einem bestimmten Punkt nicht weiterkam und sich mit Druck durchsetzen wollte oder auch in anderen Situationen, die mit Stress, vor allem psychischem Stress, zu tun hatten.

Dies ist ein Hinweis auf Calcium, insbesondere dann, wenn auch sonst leicht Schweiß am Kopf oder Hals auftritt. Auch Tiere, die dem Halter zufolge „immer gesund waren" und scheinbar plötzlich heftige Beschwerden zeigen, benötigen evtl. Calcium.

Marasmus kann als Folge von Kalküberfütterung auftreten, denn ein Calcium-Typ hat eine konstitutionelle Schwierigkeit, den Kalk aus der Nahrung zu verwerten. Es kommt hier darauf an, diese Funktionen wieder anzuregen und den Körper nicht noch durch zu große Mengen Kalk zu belasten, der doch nicht richtig verwertet werden kann.

Die Abmagerung tritt am Hals auf, aber auch am gesamten Körper.

Zusammenfassung

Leitsymptome:

Mangel an Spannkraft und Initiative, leicht erschöpft bei seelischer und körperlicher Anstrengung. Besonders Steigungen wie Treppensteigen oder Bergaufgehen <.

Gedrückter Gemütszustand, entmutigte Haltung, „ich schaffe das nicht".

Schwellung des lymphatischen Systems. Chronische Schleimhautkatarrhe mit Hypertrophie der Schleimhäute und (•) Polypenbildung.

Störung im Knochenwachstum durch Kalkmangel.

Partielles Schwitzen, zum Beispiel an Kopf, Brust, Händen, Extremitäten. Schon durch leichte Anstrengung.

Partielle Kälte zum Beispiel der Extremitäten. Kopfschweiße während des Schlafes, dass das Kissen nass wird.

Weißer, tonartiger Kot (bei Hunden, Schweinen).

Abneigung gegen Milch (Welpen, Kälber, Fohlen)

und Verlangen nach Eiern (Hunde).

Die Patienten riechen sauer.

Neigung zu Fettleibigkeit.

Obstipation ohne Stuhldrang.

Verschlimmerung durch Kälte in jeder Form, (•)durch Nässe und feuchtkalte Witterung.

Verschlimmerung durch körperliche und geistige Anstrengung.

Kopf:

Kopfschmerzen, bei denen das Tier fast wie betäubt wirkt, es zieht sich in dunkle Ecken zurück, ist empfindlich gegen Geräusche, < durch Bewegung, > durch Wärme, liegen oder ruhen im Dunkeln. Der Kopf fühlt sich kalt an.

Augen:

Hornhauttrübungen, Mondblindheit der Pferde, chronische Bindehautreizung, Flecken und Ulcera auf der Hornhaut.

Ohren:

Aus den Ohren kommt ein dicker gelber Ausfluss, Tubenkatarrh, Otitis media und externa mit Schwellung der Drüsen.

Drüsenschwellung besonders im Bereich des Kopfes und des Halses.

Brust:

Bronchitis und Kehlkopfkatarrh mit weiß-gelblichem Schleim infolge feuchtkalten Wetters. Atemnot durch Anstrengung, besonders wenn es aufwärts geht; mangelnde Ausdauer. Atemnot, beim Liegen auf dem Rücken oder beim Hinabsteigen einer Treppe, vor allem bei schwergewichtigen Tieren mit Herzproblemen. Die Muttertiere haben häufig sehr viel Milch.

Das Gesäuge ist geschwollen und schmerzhaft. (Milchfieber)

Brustkrebs.

Erbrechen von Milch bei Welpen unmittelbar nach dem Säugen.

Abneigung gegen die Muttermilch (Calc.-P und Sil.).

Unverträglichkeit von Muttermilch (Durchfall).

Die Welpen gedeihen schlecht.

Verdauung:

Neigung zu Verstopfung, auch zu sehr anhaltender Verstopfung ohne Beschwerden, das kann eine ganze Woche oder sogar noch etwas länger so sein. Der Kot ist großvolumig hart und weiß (bei Hund und Katze), was evtl. zu Verletzungen des Anus führen kann und weshalb es vorkommen kann, dass blutige Spuren auf diesem harten Kot zu finden sind. Die Großvolumigkeit fällt besonders bei Pferden dieses Typs auf.

Kot wird oft und in großen Mengen abgesetzt. Beim Pferd wird er nicht so weiß, aber zeigt doch ein recht helles Braun.

Urogenitaltrakt:

Uterusmyome, manchmal mit starker Gebärmutterblutung. Vor der Läufigkeit werden die Tiere unruhig und zeigen vermehrt Angst, aber ihr sexuelles Verlangen ist üblicherweise stark ausgeprägt. Nierensteine, Enuresis (nächtliche Inkontinenz), (die Tiere werden spät stubenrein) und Prostatahypertrophie sind häufige Krankheitsbilder des Calcium-Patienten.

Rücken:

Rückenschwäche und Schmerzen, die zu Lähmigkeiten führen. Degenerative Arthritis der Wirbelsäule mit ausgeprägten Deformationen. Eine Spondylose im Bereich der Halswirbel ist besonders bei Pferden, aber auch bei schwereren Hunderassen häufig anzutreffen. Schmerzen im Lendenbereich, die zum Kopf oder in die Extremitäten ausstrahlen können.

Extremitäten:

Arthritis kann in allen Gelenken und in jeder Form auftreten und zu Lähmigkeiten und ausgeprägten Lahmheiten führen.

Die Gelenke sind entzündet, geschwollen, oder die Knochen sind aufgetrieben, verformt und neigen zu Exostosen, während andere Knochen zu weich sein können.

Arthritische Knötchenbildung ist auch ohne Beschwerden anzutreffen.

Die Beschwerden sind schlechter durch Kälte und Feuchtigkeit sowie durch Anstrengung.

Auch hier ist die Schwäche der Gliedmaßen, besonders beim Treppensteigen oder jeder Aufwärtsbewegung, verschlimmert oder tritt anfangs nur dann auf.

Die Tiere sind die letzten, die noch zur Zitze robben, während alle anderen bereits ihre Beinchen benutzen. (Spätes Laufenlernen)

Die Bänderschwäche führt leicht zu Verstauchungen, die langsam heilen oder chronisch werden. Chronische Sehnenscheidenentzündung.

Muskelschwäche.

HD (Hüftdysplasie), die Muskeln sind zu schlaff, die Knochen richtig in der Pfanne zu halten. (Vergleiche auch Calcium fluorica)

Fußschweiß und Fußgeruch sind vom Menschen bekannt und drücken sich bei Tieren als Neigung zu Strahlfäule und Mauke aus. Hunde können auch an den Pfoten schwitzen und so kann es sein, dass sie beim Gehen über Fliesen eine feuchte Spur hinterlassen. Entzündung der Fußballen durch zu ausgiebige Spaziergänge.

Die Nägel, Krallen und Hufe haben eine Neigung zu deformieren, brüchig zu werden und leicht abzublättern. (Denken Sie an die Oberfläche der Auster.)

Haut:

Es besteht eine starke Neigung zu Furunkel- oder Abszessbildung an jedem beliebigen Körperteil. Nicht ganz so ausgeprägt wie bei Calc-s., aber dennoch häufig anzutreffen.

Die Neigung zu Ekzemen und Rhagaden der Haut, vor allem im Winter, ist ausgeprägt.

Besonders weiche Warzen finden wir bei Calcium häufig. Sie können aber auch harte Warzen entwickeln.

Empfänglich für Flöhe und Zecken, aber auch für Dermatomykosen (Pilzerkrankungen).

Schlaf:

Die Tiere schlafen gern auf der linken Seite und träumen schon im Welpenalter auffällig intensiv.

Modalitäten:

Die Calcium-Beschwerden verschlimmern sich durch Kälte in jeder Form, Wasser, feuchte Luft, feuchtes Wetter, bei Vollmond, im Stehen, durch geistige und körperliche Anstrengung, bergaufgehen.

Die Beschwerden bessern sich durch trockenes Klima und Wetter und durch Ruhe.

Beziehungen: Ergänzend: Bell., Rhus-t., Nit-ac., Puls.;

Aufeinander folgend: Calc. – Lyc. – Sulf. – Calc.

Vergleiche: Sil., Kali-c, Puls., Rhus-t., Graph., Phos.,

und Calc-Verbindungen wie Calc-p., Calc-s., Calc-i.

Schauen wir uns nun im Folgenden die Themen eines sehr entgegengesetzten Arzneimittels an.

Phosphorus

Gelber Phosphor (leicht verunreinigte Form des weißen Phosphors)

Die Dynamik der Patienten, welche zum Arzneimittelbild von Phosphorus passen, ähnelt an vielen Punkten sehr der Rolle dieses Elementes in der Natur. „Nomen est omen" – also beginnen wir ruhig mit dem Namen. „Träger oder Vermittler des Lichtes" ist der aus dem Griechischen übersetzte Name für diese Arznei. Wie zutreffend das ist, werden wir sehen.

Im Alltag begegnet uns das Element Phosphor zunächst als ein sehr wichtiger alltäglicher Dünger im Pflanzenreich. Hier ist es vorwiegend für die Blütenbildung zuständig. Zu wenig Phosphor im Dünger bedeutet also weniger Blütenbildung und somit eine geringere Fruchtbarkeit. Ist ausreichend Phosphor vorhanden, kann eine üppige Blütenbildung stattfinden. Es wirkt quasi als Katalysator. Fehlt es, sind andere Stoffwechselvorgänge gehemmt. Ist es ausreichend vorhanden, regt es diese an. Es kann somit eine hemmende und eine stimulierende Wirkung haben. Diese Eigenschaft wird uns häufiger begegnen. Die Blüte ist aus anthroposophischer Sicht der Sonne und dem Licht zugeordnet. Die Schönheit und Ausstrahlung einer Blüte können in ihrer Wirkung nicht nur auf Bienen fruchtbarkeitsfördernd wirken.

Dann finden wir das Element in einem sehr zauberhaften Zusammenhang wieder. Die Algenblüte, welche das faszinierende Schauspiel des Meeresleuchtens hervorruft, ebenso wie die Glühwürmchen (welche eigentlich Käfer sind) verdanken ihre Fähigkeit, in der Nacht zu strahlen, diesem Element, denn ohne das Phosphor gäbe es kein Leuchten. Auch die zahlreichen Tiefseelebewesen, welche in der finstersten Tiefe wie feenhafte Gestalten durchs Wasser gleiten und Licht in die Finsternis tragen, wären ohne dieses Element nicht in der Lage, uns so zu beeindrucken. Die bekannteren Glühwürmchen bedienen sich, wie auch ihre „Tiefsee-Verwandten", bei der Partnersuche des Phänomens der Biolumineszenz (griechisch bios = Leben, lateinisch lumen = Licht). So nennt man die Fähigkeit von Lebewesen, mittels biochemischer Prozesse Licht zu erzeugen. Dabei wird Stoffwechselenergie als sichtbares Licht nach außen abgegeben. Das Element Phosphor spielt hier eine wichtige Rolle als Katalysator und Energielieferant, denn es besitzt sowohl die Fähigkeit, eigenständig Licht zu erzeugen, als auch die Fähigkeit, andere lumineszierende Prozesse anzuregen.

Interessant ist zudem, dass es in der Natur ausschließlich in gebundener Form vorkommt (Verlangen Gesellschaft; kann nicht allein sein), gleichzeitig jedoch sehr reaktive Eigenschaften hat. Man kann auch sagen, es geht zwar ständig irgendeine Form der Bindung ein, aber die Stabilität dieser Bindung hängt sehr vom Partner und den Konditionen ab.

Als letzten Hinweis aus der Chemie möchte ich noch eine Fähigkeit des weißen Phosphors erwähnen: Er kann sich an der Luft entzünden, wenn er fein verteilt vorliegt. Die Selbstentzündungstemperatur ist bei ca. 34 °C anzusiedeln, also nicht so weit von der normalen Raumtemperatur entfernt.

Vergleichen wir nun diese Fähigkeiten und Eigenschaften mit den charakteristischen Eigenheiten, wie sie in der homöopathischen Arzneimittelprüfung am Menschen sichtbar wurden, so stoßen wir auf verblüffend viele Ähnlichkeiten.

Bei jüngeren Tieren sind die positiven Attribute des Phosphortyps meist noch sehr ausgeprägt und leicht zu erkennen. Diese Tiere sind sehr offen, haben keine Angst, gehen auf alles zu, sind reaktionsschnell und leicht zu beeindrucken. Sie haben eine warme, herzliche Ausstrahlung, sind sehr sensibel, freundlich und gesellig. Sie sind sehr verspielt und spontan. Es kann durchaus sein, dass sie eine Weile ruhig daliegen und plötzlich entdecken sie ihr Lieblingsspielzeug und schon geht's los.

Wenn wir mit Phosphorus-Tieren spielen, entdecken wir ein anderes Charakteristikum. Beim Spiel mit Hunden geht es oft ums Stöckchen, das Lieblingsspielzeug oder Ähnliches. Viele Hunde geben ihr Spielzeug nicht gern her, Phosphorus dagegen zeigt hier keine Schwierigkeiten, sodass ein ausgedehntes Apportierspiel oder Fangspiel entstehen kann. Es ist auch beeindruckend, wie deutlich das Tier zeigt, was es spielen will. Im Rudel sind sie oft die Anstifter, die Initiatoren für eine wilde „Fang-mich-Runde" oder eine lustige Rauferei.

Später werden andere Seiten des Phosphors deutlicher. Die Ängstlichkeit, die jedoch zunächst eher als Schreckhaftigkeit zum Ausdruck kommt, ist ein deutlicher Wesenszug des Phosphors.

Bei einem jungen Boxer beispielsweise drückt sich dies sehr schön im Spiel aus. Er liegt, ist sehr aufmerksam und wach, plötzlich rennt er los, spielt und tobt, ist jedoch recht bald erschöpft, legt sich wieder und nach einer kurzen Pause geht es abermals los.

Diese Tiere sind schlagartig aktiv, genauso plötzlich erschöpft und ebenso schnell wieder erholt. Dies ist sehr charakteristisch für Phosphor-Patienten. Begeisterung ist die eine Seite und Erschöpfung die andere.

Ich beschreibe die Dynamik von Phosphor gern in Bildern. Stellen Sie sich vor, Sie seien frisch verliebt. Da ist ein Tier, nehmen wir an ein Pferd, das haben Sie gesehen und es hat so wunderschön ausgesehen und dann ist es auch noch auf Sie zugekommen und hat Sie beachtet. Ihr Herz fließt über vor Begeisterung und Sie möchten nur noch eins: Dieses Pferd soll Ihnen gehören. Die Ausstrahlung des Pferdes, seine Schönheit, die Idee der Reinheit und das Gefühl der Sehnsucht nach Freiheit und Glückseligkeit (die, wie wir ja wissen, auf dem Rücken der Pferde liegt) kommen zusammen und es ist um Sie geschehen. Sie haben sich verliebt. Sie könnten tanzen, lachen, Ihre Freude mit allen Menschen teilen und in der Tat hat Ihre Liebe etwas Ansteckendes. Alle Menschen um Sie herum fangen an, gut gelaunt zu sein, irgendwie von innen heraus zu strahlen, hoffnungsvoller und optimistischer in die Welt zu schauen. Plötzlich ist der Tag nicht mehr grau und verregnet (selbst wenn es so wäre), sondern hat etwas Zauberhaftes an sich. Selbst die Regentropfen auf den Blättern und das Wellenspiel der Tropfen in der Pfütze haben einen Zauber, dem Sie nicht widerstehen können. Die Welt ist schön!

Dieses Gefühl kennt Milliarden von anderen Impressionen und kann im Herzen des Betrachters viele intensive Emotionen hervorrufen. Dieser Moment, in dem wir die ganze Macht der Liebe kennengelernt haben, hat etwas unglaublich Strahlendes. Eine Wirkung, die in keinem anderen Erlebnis so bezaubernd und zugleich verwirrend sein kann. Stellen Sie sich nun vor, diese Liebe würde keine Erfüllung finden, Sie könnten sich das Pferd nicht leisten oder, wenn wir das Bild auf die

Liebe zu einem Menschen übertragen, der Geliebte würde Ihr Sehnen nicht wahrnehmen und Ihre Gefühle nicht erwidern. Die Enttäuschung ist sicher ebenso groß wie Ihre Sehnsucht. Aber Sie haben doch erlebt, dass Sie mit Ihrer Ausstrahlung attraktiv auf Ihren „Geliebten" gewirkt haben. Nun versuchen Sie es einfach weiter. Ihr Ziel ist es, geliebt zu werden. Sie möchten, dass Ihre Liebe erwidert wird, und deshalb lassen Sie nicht nach.

In gewisser Weise könnte man sagen, dass Phosphor sich auf „Dauerbrautschau" befindet. Sankaran beschreibt diese Dynamik mit dem Satz: „Der Phosphorus-Patient fühlt sich im Wesentlichen ungeliebt und unbeachtet, worauf er damit reagiert, dass er liebenswürdig, freundlich und warmherzig ist, hoffend, dass Liebe und Sorge erwidert werden." Diese innere Bewegung hat etwas sehr Hoffnungsvolles und zugleich sehr Ängstliches, Verletzliches, Unachtsames, ja sogar Selbstaufgebendes, Zerstörerisches. Phosphor gehört zu den tuberkulinischen Arzneien und ein zentrales Gefühl dieses Miasmas ist: „Das kann doch nicht alles gewesen sein!" Gleichzeitig lebt der Patient in dem Bewusstsein einer Krankheit, welche ihm ständig die Endlichkeit seines Seins vor Augen hält. Phosphor spiegelt diesen Aspekt des tuberkulinischen Miasmas sehr eindrucksvoll wider.

Schauen wir uns einige Beispiele der inneren und äußeren Bewegung an, so sehen wir ein Muster des Energieverlustes, das durch die Suche nach Orientierung und Halt kompensiert wird.

Motiv (Causa + Kompensation)		Emotion (innere Bewegung)		Bewegung (äußere Bewegung)	
Schwäche	Kompensation	Furcht	Hoffnung	Aktion	Reaktion
Wahnidee, er würde nicht geliebt.	Besonders liebenswürdig; leicht verliebt; erwidert Zuwendung.	*Nicht geliebt zu werden, allein zu bleiben, die große Liebe nicht zu finden.*	Auf die Märchenprinzessin/ den Märchen-Prinzen. Wenn ich wirklich geliebt werde, ist alles gut.	Geht strahlend und offen auf jeden zu, sehr lebendig, sprühend, mitreißend.	Geht leicht auf das ein, was man ihm anbietet. Ist aber ebenso leicht wieder abgelenkt.
Durchlässigkeit, erhöhte Empfindsamkeit auf äußere Eindrücke.	Durch die Nähe zu liebenswürdigen Wesen ist die Durchlässigkeit zu ertragen.	*Allein zu sein, nicht geliebt zu werden, Geräusche, Gewitter.*	Jemanden zu haben, auf den man sich verlassen kann. Von Freunden umgeben zu sein.	Sucht die Nähe von Menschen oder Tieren, um sich sicher zu fühlen.	Erschrickt leicht, ist sehr leicht beeindruckt, leicht zerstreut, ängstlich, verkriecht sich, will fliehen.

Motiv (Causa + Kompensation)		Emotion (innere Bewegung)		Bewegung (äußere Bewegung)	
Kann nicht mit seinen Ressourcen umgehen. „Verstrahlt sich", verausgabt sich, verliert sich.	Sucht Orientierung und Halt bei ruhigen Charakteren oder begibt sich auf die Suche nach dem Glück. Zuwendung hilft.	Vor dem Tod, drohender Krankheit, allein zu sein, … etwas werde geschehen.	Es werde an ihm vorüberziehen, sie würden wirklich geliebt, ihre Liebe würde erwidert u. sie würden niemals allein sein.	Eilig, hastig, geschäftig, auf der Suche (tuberkulinisch), ohne Rast und Ruh. Wie aufgezogen. Kann nicht ruhen.	Bremst man sie mit Druck aus, wird es nur schlimmer. Sie fühlen sich dann ungeliebt und das erzeugt nur mehr Unruhe.

Wer sich im Wesentlichen ungeliebt fühlt, wird Schwierigkeiten haben, den idealen Partner zu finden. Was passiert, wenn ich auf der Suche nach der wahren großen Liebe bin, die ich mit der Lösung all meiner Probleme verbinde? Ich werde mit Sicherheit enttäuscht und ich werde, wenn ich so leicht und flüchtig wie Phosphor bin, gern eine Verbindung mit dem nächsten Partner eingehen. Das Potenzial für Verletzungen, die aus dieser Offenheit und „Leichtgläubigkeit" entstehen können, ist sehr groß. Wir haben es also bei Phosphor sehr häufig mit verstörten, verängstigten und verletzten Charakteren zu tun.

Sie gehen mit diesen Verletzungen allerdings anders um als die klassischen Kummermittel. Phosphorus wird durch emotionale Verletzungen zwar vorsichtiger, aber auch innerlich unruhiger und ängstlicher und sie werden sensibler, noch empfänglicher für Schwingungen, Stimmungen und Vorahnungen. Ja sie können sogar reservierter werden, aber es ist anders als bei Natrium, das sich mit den eigenen Gefühlen total zurücknimmt, um sich vor neuen Verletzungen zu schützen. Phosphor wird reserviert und vorsichtig, andererseits bleiben sie immer in der Hoffnung, geliebt zu werden. Es bleibt immer eine Erregung im Raum, ein intensives Gefühl, das mit der Spannung zwischen Hoffnung und Furcht zu tun hat. Es entspricht vielmehr der tuberkulinischen Zerrissenheit, dem Gefühl „das kann doch nicht alles gewesen sein …" auf der einen Seite und der Furcht vor neuer Enttäuschung und Verletzung auf der anderen.

Durchlässigkeit

Die sprichwörtliche Durchlässigkeit bei Phosphor ist nicht nur auf die Neigung zu Blutungen und die Empfänglichkeit für atmosphärische

Störungen zu beziehen. Sie betrifft das gesamte physische Aktions- und Reaktionsmuster ebenso wie das psychologische Konzept, in dem der Patient lebt. So wie das Blut einen Weg aus seiner Bahn findet und der Patient leicht abgelenkt ist, so zerstreut sind seine Reaktionen in Bezug auf andere Körperfunktionen. Früher kam es aufgrund der phosphorhaltigen Köpfe von Streichhölzern nicht selten zu akuten oder bei Fabrikarbeitern in Streichholzfabriken auch oft zu chronischen Phosphorvergiftungen. Das Einatmen der Dämpfe bewirkte, wie es damals hieß, einen körperlichen Verfall mit Knochenschädigung, allgemeinen Abbau und Nekrose sowie ggf. Kiefereiterungen.

Die akute Phosphorvergiftung, die häufiger bei unbeaufsichtigten Kindern oder Tieren durch die zufällige und unbeabsichtigte Aufnahme von weißem Phosphor über Zündhölzer oder Rattengift auftrat, führte zu Erbrechen, und hier haben wir eine weitere schöne Signatur: Das Erbrochene leuchtet im Dunkeln auf und riecht nach Knoblauch. Daneben treten Kopfschmerzen, Koliken und allmählich zunehmende Herzschwäche sowie schwere Leberschädigung auf.

Die Symptome der Vergiftung sind je nach Menge des aufgenommenen Gifts sehr verschieden. Wie groß die letale Dosis ist, lässt sich nicht eindeutig definieren, da die Reaktionen auf diese Substanz sehr unterschiedlich ausfallen können.

Bei Aufnahme großer Mengen entsteht eine heftige Entzündung des Magens, welche mit extremem Durst und brennenden Schmerzen im Verdauungstrakt einhergeht. Reichliche Durchfälle mit zum Teil ausgedehnten Bauchschmerzen sind in dieser Phase sehr typisch. Der Schmerz scheint den Patienten zu durchdringen. Die Kräfte des Patienten lassen rasch nach, die Haut wird sehr blass und bekommt meist kurz vor dem Tod eine gelbliche Färbung. Der Tod erfolgt mit zunehmendem Verfall der Kräfte. Wahrscheinlich sterben die Patienten an Herzlähmung.

Wenn über einen längeren Zeitraum kleine Mengen von Phosphor aufgenommen werden, entsteht eine chronische Phosphorvergiftung. Verschiedene Knochenerkrankungen, Beinhautentzündungen und Absterben des Unterkiefers sind typisch. Man spricht von einer sogenannten Phosphornekrose. Die Fütterung von zu viel Phosphor an junge, im Wachstum befindliche Tiere oder eine leichte

Phosphorvergiftung führt zu entzündlichen Reaktionen der Knochen. Dabei kann es zur Ablagerung elfenbeinharten Gewebes in der Markhöhle kommen. (Chronische Vergiftungssymptome dieser Art waren früher in Zündholzfabriken häufig zu beobachten.) Der Nachweis einer Phosphorvergiftung an verendeten Tieren gründet sich bei akuter Vergiftung auf die Anwesenheit größerer Mengen von Phosphorsäure im Magen–Darm-Trakt. Weiterhin ist eine starke Trübung der Magenschleimhaut mit schwacher Verätzung und Blutungen zu beobachten. Bei verzögertem Verlauf treten nach 8-14 Tagen charakteristische anatomische Organveränderungen auf, sodass die Diagnose noch weniger zweifelhaft ist. Zu der starken Trübung der Magenschleimhaut gesellt sich eine schmutzig-lehmgelbe Verfärbung verschiedenster Organe und eine Verfettung der Gewebe. Das Herz, die Muskeln, die Leberzellen und die Nieren sind dabei am häufigsten betroffen. Oftmals sind Blutaustritte aus den fettig degenerativ veränderten Geweben zu verzeichnen.

Das Element der Auflösung ist aber nicht nur auf physischer Ebene so ausgeprägt. Emotional fühlt sich der Patient schon in frühen Stadien der chronisch verstimmten Lebenskraft relativ leicht erschöpft. Stellen Sie sich ruhig noch einmal die Situation eines unglücklich Verliebten vor, der aus Verzweiflung nicht von seiner Hoffnung lassen mag, aber der sich in den tiefsten Tiefen seines Herzens ungeliebt fühlt. Dann kommen wir den Beschreibungen Hahnemanns aus den „Chronischen Krankheiten" [30] sehr nah. Er beginnt sein Protokoll der Arzneimittelprüfung mit der Hervorhebung folgender Gemütszustände:

„Große Niedergeschlagenheit.

Trübe, verschlossen, nachdenkend.

Zu Nichts aufgelegt, träge, verdrossen.

Traurig und niedergeschlagen, lange Zeit.

Traurig und melancholisch, als habe sich unter den Seinen ein Unglücksfall ereignet.

Trostlose Grämlichkeit, mit Weinen und Heulen, früh.

---

[30] Samuel Hahnemann – „Chronische Krankheiten Band 5"-

Traurig und missmüthig, doch nicht zum Weinen.

Betrübte Laune, Niedergeschlagenheit.

Traurigkeit in der Dämmerung, einige Abende nach einander, zur gleichen Stunde. – Melancholie.

Die Welt war ihm erschrecklich, nur Weinen konnte ihn erleichtern; bald darauf gänzliche Abgestumpftheit und Gleichgültigkeit.

Gemüthliche Melancholie und heftiges Weinen, gegen Morgen, beim Erwachen aus einem Wehmuth erregenden Traume; er konnte das Weinen nicht stillen, noch sich beruhigen und jammerte noch über eine Viertelstunde lang.

Trübe Stimmung und sehr empfänglich für Gemüths-Bewegungen, vorzüglich für Bangigkeit (die ganze Zeit hindurch).

Traurig, bang, kleinmüthig."

Die innere Bewegung ist die eines sehr traurigen (unglücklich verliebten), niedergeschlagenen, mental erschöpften und missmutig aufgelegten Wesens, dem zum Heulen zumute ist, das aber irgendwie nicht weinen kann, oder wenn, dann sehr heftig, um sich alsbald wieder völlig abgestumpft und gleichgültig in seiner melancholischen Stimmung zu verlieren. Es wird bang, kleinmütig und ängstlich. Die Welt kommt ihm schrecklich vor. So ist sein inneres Erleben. Die damit verbundenen Gefühle bewegen den Patienten und hier ist es interessant, ganz genau hinzuschauen, denn an der Art und Weise, wie er mit diesem Erleben umgeht, erkennen wir den Patienten.

Aus dem bisher Beschriebenen könnte man eine ganze Reihe von homöopathischen Arzneien ableiten. Welche Reaktionsweise ist nun aber charakteristisch für Phosphor? Die Antwort können wir leicht aus dem herleiten, was wir über die Arznei bisher gelernt haben.

Der Patient wird unruhig und weiß nicht, wohin mit seinen Gefühlen und überwältigenden Empfindungen. In den Aufzeichnungen Hahnemanns finden wir erneut:

„Unruhe im Kopfe, Vormittags.

Unruhig bei Gewitter; Grosse Unruhe …"

Der Patient wird somit durch seine Empfindungen bewegt, das kann zunächst ein rein körperliches Empfinden sein, ohne dass es sich auffällig in geschäftiger Ruhelosigkeit ausdrückt. Aber steigert sich das Empfinden, so erlebt der Phosphor-Patient eine vermehrte Furchtsamkeit und ein Grauen. Ähnlich wie bei Calcium ist das gern in der Dunkelheit gesteigert: grausige Furchtsamkeit, abends spät, als sähe aus jedem Winkel ein grässliches Gesicht hervor. Dies ist auch ausgedrückt in der großen Ängstlichkeit und Reizbarkeit beim Alleinsein, was sie so peinigt, dass sie am ganzen Körper zittert und zuweilen bitter aufstoßen muss.

Der Charakter der Bewegung ist somit durch eine rasche Umsetzung der Gefühle geprägt. Das innere Erleben setzt sich unmittelbar in Gestik, Mimik und Bewegung um. Die in dieser Phase deutlich gesteigerte Empfindsamkeit (der Patient wird bereits am Morgen unruhig, wenn es abends ein Gewitter geben wird) verleitet zu ängstlicher Ruhelosigkeit und dem Verlangen nach Nähe und Gesellschaft. So erinnert Phosphor ein wenig an die „Hab-acht-Stimmung" von Aconitum. Und gerade in einem chronischen Aconitum-Fall kann man die beiden Mittel durchaus verwechseln, wenn man sie oberflächlich betrachtet. Phosphor ist ähnlich schreckhaft und leicht erregt wie Aconitum, mit dem Unterschied, dass Phosphor weniger im Schreck verharrt und im Gegensatz zu Aconitum die Nähe zur Familie oder Freunden und anderen Vertrauten sucht. Aconitum hingegen wendet sich von allen ab, ihnen ist im übertragenen Sinne „nur das eigene Überleben" wichtig, denn sie leiden an den Folgen eines erschreckenden oder schockartigen Erlebnisses, das sie nicht loslässt.

Phosphor-Tiere wirken folglich sehr lebendig und vor allem leicht erregt und abgelenkt. Es fällt ihnen schwer, sich zu konzentrieren, und sie sind sehr sprunghaft, was ihre Aufmerksamkeit betrifft.

Es kann eine Phase geben, in der Phosphor-Patienten auf eine etwas verzweifelte Weise versuchen können, die Aufmerksamkeit auf sich zu ziehen. Wir finden bei Hahnemann: *„Schamlosigkeit; sie entblösst sich und will nackt gehen, wie wahnsinnig."* Das erinnert an Hyoscyamus und tatsächlich finden wir beide Arzneien hochwertig in der Rubrik *„möchte nackt sein"*. Bei Tieren finden wir dieses Symptom natürlich nicht, aber eine Entsprechung hierfür wäre eine gewisse Aufdringlichkeit mit sexueller Erregung. Bei Hündinnen und besonders bei Katzen findet man gelegentlich diese leichte Erregung mit anbietender Geste, wenn man die Tiere nur streichelt. Dazu müssen sie nicht einmal läufig oder rollig sein. Wichtig dabei ist vor allem zu verstehen, dass dieses Verhalten für den verzweifelten Versuch steht, einen Partner zu finden, der einen „wirklich liebt". Wir befinden uns in dieser Phase ja bereits in einem Stadium, das die Schattenaspekte der Arznei- und Krankheitsdynamik nicht mehr verstecken oder kompensieren kann.

Gehen wir noch einen Schritt weiter in der Entwicklung dieser Dynamik, so finden wir neben den dann dominierenden destruktiven körperlichen Symptomen ein Versagen auch auf der emotionalen, sozialen und geistigen Ebene. Die Dysfunktion ist ein wesentliches Element der Phosphor-Pathologie. Dem Bemühen folgt das Versagen und auf unser Beispiel mit der unglücklichen Liebe bezogen ist nun der Zeitpunkt gekommen, an dem der „Verliebte" aufgibt, sich zurückzieht, niemanden mehr sehen will und vielleicht sogar an Selbstmord denkt. Der Patient wirkt nach außen reserviert, skeptisch, verschlossen, gleichgültig und depressiv. Er ist weniger leicht zu motivieren, aber immer noch empfänglich für Zuwendung und Freundlichkeiten. Er kann dann sogar wieder ein wenig lebendiger werden. Stellt das Gegenüber oder die Situation hingegen nur eine leichte Herausforderung oder Provokation dar, reagiert der Patient abweisend und verschlossen, ja vielleicht sogar reizbar und zornig.

Er wird zunehmend zerstreuter, vergesslich, verwirrt und besonders geistig auch langsam im Begreifen. Hahnemann erwähnt hier ein Symptom, das, wie ich finde, sehr schön in diese Phase passt: *„Düselig, früh, nach dem Erwachen, so sehr, dass sie aus dem Bette geführt werden musste."* Wir dürfen nicht vergessen, dass Phosphor diesen erschöpfenden, geistig wie körperlich geschwächten Zustand ebenso kennt wie sein naher Verwandter, die Phosphorsäure. Und in dieser Phase sind sie nicht immer leicht zu unterscheiden.

Acidum phosphoricum ist im Vergleich zu Phosphor jedoch von weniger dynamischem Charakter. Bei Acidum phosphoricum hat man das Gefühl, dass sich der Patient irgendwie arrangiert hat. Das Leben gibt keine Höhen und Tiefen mehr her, sondern dümpelt in der Tristesse des Alltags und der Eintönigkeit daher. Alle Lebensäußerungen scheinen vorhanden zu sein, aber in der Intensität geschwächt. Phosphor hingegen ist hier in allem sehr viel intensiver. Die Schwäche ist nicht so langweilig, sie wird intensiv wahrgenommen und beklagt und sie ist immer wieder von – wenn auch zunehmend zurückgenommenen – Aktionen oder Reaktionen unterbrochen. Die Depression des Phosphorus-Patienten ist intensiver, trostloser, verzweifelter im Vergleich zu der entmutigten und eintönigen Depression des Acidum-phosphoricum-Patienten.

Daher finden wir Phosphor unter der Rubrik „*Gleichgültigkeit gegen alles*", sogar „*gegen ihr sonst geliebtes Kind*". Diese intensive Dumpfheit kann tagelang anhalten und dann ist der Patient wieder da. Die Empfindung des Patienten hierzu wird auch als *Düsterheit des Kopfes* beschrieben. Das ist nicht zuletzt deshalb interessant, weil Phosphor ein wichtiges Mittel für destruktive Erkrankungen des Auges ist. Von grauem über grünen Star und Glaukom, Augenblutungen, Linsentrübung bis hin zu Netzhautdegeneration – Phosphor deckt eine große Bandbreite an Augenkrankheiten ab. Vielleicht hat es etwas mit der zu Beginn erwähnten Beziehung zu Licht und dem leuchtenden, sich verstrahlenden Aspekt dieser Arznei zu tun. Sehstörungen, Schielen, Lähmungen und allerlei Formen veränderter Wahrnehmung spiegeln auf der körperlichen Ebene die Orientierungslosigkeit und auf geistiger Ebene die Zerstreuung. Den „späten" Phosphor-Patienten fehlt es an Orientierung, daher legen sie gesteigerten Wert auf Nähe zu Wesen, die ihnen diese Orientierung geben können. Ihre Angst, allein zu sein oder verlassen zu werden, lässt sie alle Register ziehen, um genau dies zu vermeiden. Im Vergleich zu Arsen, das ebenso große Angst vor dem Alleinsein hat, ist der Phosphor-Patient wesentlich sympathischer und erzeugt mehr Mitgefühl, während man beim Arsen-Patienten eher das Gefühl hat, dass einem der Patient lästig wird, denn Arsen geht es nur um seine Angst, nicht um die Person, an die er sich klammert.

Für den Phosphor-Patienten geht es darum, geliebt zu werden, eine Beziehung zu spüren und zu leben, nicht nur um die Anwesenheit. Daher verstecken sich Phosphor-Tiere bei Angst vor Gewitter auch unter Möbeln oder hinter dem Sofa, wenn das Verhältnis zum Tierhalter gestört ist. Natürlich kann diese Beziehung aus phosphorischer Sicht sehr leicht als gestört empfunden werden, denn sie erwarten viel von ihrem „Partner" und sind entsprechend leicht enttäuscht. Sankaran hebt zu Recht die Rubrik „*entfremdet von ihrer Familie*" hervor. Die Spannung, welche für Phosphor im Raum steht, ist immer die Frage nach „der großen Liebe" und allem, was damit zu tun hat. Für Arsen ist es die Frage nach dem drohenden Tod, der Angst vor Krankheit oder davor, *„vergiftet zu werden"*. Beide Arzneien haben eine intensive Furcht, allein zu sein, aber sie strömen eine sehr entgegengesetzte Energie aus. Man könnte sagen, für Arsen sind der drohende Tod und die Angst davor sehr düster und bedrohlich. Entsprechend beklemmend ist die Angst. Sie ist kalt und bedrohlich. Phosphor würde die Liebe bis in den Tod hinein suchen und fürchten, allein sterben zu müssen. Es fühlt sich nur in der Spiegelung seines Gegenübers sicher. In dieser Spiegelung empfinden wir die Sehnsucht nach Liebe. Es erzeugt somit ein völlig anderes Gefühl in uns.

Spätestens vor dem letzten Absatz haben Sie sich vermutlich gefragt, was das alles mit einer Materia Medica für Tiere zu tun hat, und Ihr Urteil war vielleicht schon: „Nichts!" Ich kann das verstehen, doch möchte ich Sie bitten, mir noch ein wenig weiter zu folgen. Sehen Sie, ich sprach von der Einheit zwischen Motivation, Emotion und Handlung oder Bewegung. Der Grund, weshalb ich versuche, Ihnen die verschiedenen Phasen dieser Arznei und das innere Erleben nahezubringen, liegt in der Gewissheit begründet, dass wir in der klassischen Tierhomöopathie sehr präzise sein müssen. Es reicht nicht aus zu registrieren, dass der Patient Angst bei oder vor Gewitter hat oder dass er nicht allein sein mag. Es muss um die Qualität des inneren Erlebens gehen. Denn es gibt genug Arzneien, die in beiden Rubriken hochwertig vertreten sind, und sicher gibt es eine Menge, die dort noch nachgetragen werden müssten.

Zu begreifen, wie der Patient die Welt sieht – und ich meine das im wahrsten Sinne des Wortes –, stellt für mich den Schlüssel zur passenden Arznei dar. Eine Arznei begreifen bedeutet, sie zu spüren, sich so mit ihr vertraut zu machen, dass man beinahe ein Teil von ihr geworden ist. Sie müssen denken, fühlen und handeln wie Phosphor, um es wirklich zu begreifen, zu verstehen. Ich habe das Glück, dass ich nur über eine Arznei nachdenken muss und nicht selten beginne ich in kürzester Zeit, in ihrem Muster zu empfinden und zu handeln. Das ist bei einigen Arzneien mehr und bei anderen weniger der Fall, aber ich würde jedem angehenden Homöopathen empfehlen, häufig an Arzneimittelprüfungen teilzunehmen. Denn was wir daraus lernen können, ist, neben der Präzision in der Wahrnehmung jede Empfindung, jedes einzelne Symptom sehr genau unter die Lupe zu nehmen. Es in seiner Qualität zu begreifen bedeutet, das „Universum" hinter dem Symptom zu erkennen, denn jedes Teil, jede Zelle ist Teil eines ganzen individuellen Universums.

In der Bewegung des Patienten zu lesen bedeutet folglich, sich mit dem „Universum" hinter der Fassade zu beschäftigen. Hustet ein Pferd, so drückt es mit diesem Symptom sein inneres Erleben aus. Wir können uns somit fragen, wofür dieser Husten steht. Dazu müssen wir Patient und Husten kennenlernen. Wie klingt der Husten, was mag der Patient dabei empfinden? Sie kennen das Räuspern von Causticum und den Kitzelhusten, der damit verbunden ist? In diesem Symptom liegt der Schlüssel für diese Arznei verborgen. Das ganze Universum des Causticum-Patienten offenbart sich in diesem Symptom. Bei Phosphor erkennen wir aufgrund der Flüchtigkeit dieser Arznei leicht das Muster in einer Fülle von Expressionen. Auch wenn es sich in späten Stadien befindet, ist das nicht anders. Aber es ist notwendig, dass wir jedes Symptom in seiner Motivation, seiner Bewegung wahrnehmen und die finden wir nur bedingt in ganz bestimmten Interpretationen von Verhaltensmustern.

Bei Phosphor-Tieren zum Beispiel spiegelt sich die Flüchtigkeit auf eindrucksvolle Weise in der Leichtigkeit der Bewegung wider. Sie scheinen über den Boden zu schweben. Denken Sie an eine Gazelle, die sich in der Bewegung mehr in der Luft als auf dem Boden befindet. Der Phosphor-Hund, der über eine Wiese mit hohem Gras läuft, springt eher durch das Gras, als dass er sich durch die Grashalme schiebt, schlängelt oder über sie hinwegpflügt. Die Berührung mit dem Boden ist in der Phase der „Flüchtigkeit" im Vergleich zu anderen Konstitutionen auf ein Minimum reduziert. Stellen Sie sich ein junges Araber-Pferd vor, das selten mehr als einen Fuß auf dem Boden hat, wenn es sich bewegt und scheinbar über den Paddock fliegt. Um sich so bewegen zu können, bedarf es einer hohen Grundspannung im Körper. Diese Spannung und Erregbarkeit erleben wir bis ins hohe Alter des Patienten, auch wenn er nur noch schleichen kann, weil ihn die Arthrose peinigt oder er als Folge fettiger Degeneration der Leber oder durch Morbus Addison schwerfällig geworden ist. Das innere Erleben ist durch diese Spannung geprägt. Es geht somit nicht darum, die schwebende Dynamik eines Patienten wahrzunehmen, sondern die Empfindung, die hinter dieser Art der Bewegung liegt. Das kann in einem Fall ein Zeichen für Gesundheit und Lebenskraft sein und im anderen ein Ausdruck eben dieser Flüchtigkeit und Neigung, sich zu verausgaben, sich zu verstrahlen, seine Energie, seine Mitte zu verlieren.

Mir ist bewusst, dass Tierhomöopathen dazu neigen, sich auf einfache erkennbare Zeichen zu konzentrieren und diesen sehr viel schwerer zu begreifenden und von vielerlei Interpretationsmöglichkeiten verunsicherten Bereich auszulassen. Ich kann Ihnen nur ans Herz legen, den unbequemen Weg zu wählen. Der Gewinn ist um ein Vielfaches größer.

Schauen wir, was wir von dem folgenden Fall lernen können.

Fall: Caspar
Berner Sennenhund

Geboren: 05.10.1992 (Alter 9 Jahre)

Geschlecht: Rüde

Diagnose: Hot-Spot

Tag der Behandlung: 29.05.2002

Protokoll der Anamnese:

Er hat am rechten Vorderlauf einen Hot-Spot. Vor Kurzem hat er sich auch am Schwanz ähnlich viel geleckt.

Er ist zurzeit sehr mit einer läufigen Hündin beschäftigt. Er frisst dann weniger und hat im Moment schwer mit Rüden zu tun, wenn die ihn herausfordern. Wenn sich die anderen Halter dann einmischen, geht es meist schief und es kommt sehr leicht zu Verletzungen. Aber Caspar ist keiner, der Streit sucht, er geht dem eher aus dem Weg. Er „steht aber seinen Mann", wenn er herausgefordert wird.

Er kann sehr eigensinnig sein und beschließt manchmal: „Heute gehe ich diesen Weg nicht." Man muss dann schon sehr viel Druck machen und schimpfen.

Wenn er gut drauf ist, kann er sehr charmant sein.

Er ist oft aufdringlich, fordernd.

Am liebsten möchte er auf den Schoß.

Er hat Furcht an Silvester (versteckt sich dann gern unter dem Tisch) und Angst nach Schüssen. Dann will er nach Hause.

Er ist geduldig, mit kleinen Kindern kommt er sehr gut aus. Auch Fremde sind kein Problem.

Mit dem anderen Rüden versteht er sich gut, der ist aber noch jünger.

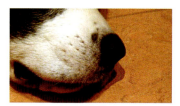

Er hatte sonst keine Krankheiten, nur Verletzungen.

Als er zwei war, hatte er doch mal einen fieberhaften Infekt.

Er frisst schlecht und ist sehr wählerisch.

Er trinkt nicht oft, aber wenn, dann eine größere Menge.

Ins Wasser geht er nicht. „Nur nicht die Pfoten nass machen." Selbst bei Regen geht er nicht gern raus.

Er wurde in den letzten Jahren gemütlicher, legt sich gern auf die Terrasse und schaut sich alles an.

Gestreichelt zu werden ist für ihn das Schönste. Er würde jeden Einbrecher schwanzwedelnd reinlassen.

Wenn sich die Familie aus Spaß kabbelt, fängt er an zu knurren.

Er weiß aber nicht, wen er beschützen soll.

Früher hatte er große Probleme, wenn sich die Familie mal getrennt hat. Er reagiert dann stur und wartet, bis alle wieder beisammen sind.

Er hat mehr Ausdauer in unbekanntem Terrain. Spaziergänge in der näheren Umgebung langweilen ihn. Insgesamt wirkt er für sein Alter relativ jung.

Diskussion:

Dieser Fall präsentiert sich mit einigen Symptomen, die offensichtlich zu Calcium passen, und einigen deutlich phosphorischen Symptomen. Daraus einen Calcium-phosphoricum-Fall zu konstruieren fällt schwer, da er weder die klassische Unzufriedenheit noch die typische Zerrissenheit dieser Arznei widerspiegelt.

Wenn wir den Fall repertorisieren, kommen – abhängig von der Symptomenwahl – andere Mittel ins Spiel: Silicea wegen der Anhänglichkeit und dem Bedürfnis nach Halt; Pulsatilla, weil streicheln für ihn das Schönste ist und er jeden Einbrecher schwanzwedelnd reinlassen würde; Manganum, weil es eine zwanghafte Neigung hat, sich zu lecken; Causticum, weil er gerecht sein möchte, oder auch Magnesium, weil er Streit nicht mag, doch da fehlt die Krampfneigung. Keines dieser Mittel stellt uns rundherum zufrieden. In der Tierhomöopathie kommen wir leicht in diese Lage, wenn wir den Fall nicht von seiner inneren Bewegung heraus begreifen.

Auch bei Phosphor stören wir uns an dem Symptom, dass Caspar eigensinnig und stur sein kann, doch schauen wir einmal genauer hin.

Caspar hat eine ausgeprägte Libido, kann sehr charmant sein und legt sich mit anderen Rüden an, falls diese ihn herausfordern. Wieso also leckt er sich wund, was bereitet ihm Kummer? Denn irgendetwas muss ihn belasten, sonst würde er sich nicht wund lecken. Seine Bewegung verrät uns, das er sich auf der Haut verändern und vielleicht aus seiner Haut heraus möchte. Wenn wir betrachten, was ihm wichtig ist, dann ist auffällig, dass es für ihn das Größte ist, gestreichelt zu werden. Da kann er auch schon einmal aufdringlich werden. Dieses Symptom erinnert uns an Pulsatilla und beide Arzneien haben ein zentrales Thema: Sie möchten geliebt werden. Jede auf seine Art und Phosphor ist die verletzlichere von beiden. Auch Pulsatilla kann sich verletzt fühlen, aber sie ist leichter „wieder gut" und nicht so nachtragend. Caspar hat zudem Furcht vor lauten Geräuschen an Silvester und sucht die Nähe oder verkriecht sich unter dem Tisch. Der große Durst könnte auch auf andere Arzneien hinweisen, aber er gehört ebenso zu Phosphor.

Mich hat darüber hinaus die für einen schon relativ betagten Berner Sennenhund auffällig dynamische Ausstrahlung des Patienten und seine Art, sich zu bewegen, überzeugt, dass der Patient Phosphor benötigt. Das Leckekzem habe ich nicht in die Repertorisation einbezogen. Das hätte, wie gesagt, auch auf Manganum oder Natrium hinweisen können, doch habe ich hier keinen Hinweis auf eine passende innere Dynamik finden können.

Der Patient erhielt am 29.05.2002 eine Dosis Phosphorus C 200. Aber schauen Sie selbst, wie passend diese Arznei war.

Spontaner Bericht am 31.05.2002:

Es hat sofort angeschlagen. „Er ist wieder gesund." Er hat gleich nach den Globuli schon auf dem Heimweg aufgehört zu lecken. Auf dem Hinweg hatte er sich die ganze Zeit mit seiner Stelle beschäftigt. Der Hot-Spot ist bereits erstaunlich gut abgeheilt.

Telefonischer Bericht am 18.06.2002:

Ich telefoniere mit der Halterin wegen eines anderen Patienten und erfahre, dass es ihm weiterhin sehr gut geht. Die Halterin hat zudem beobachtet, dass er weniger aufdringlich ist als zuvor und auch weniger stur.

Fazit:

Der Verlauf verdeutlicht nicht zuletzt durch die Spontanität der Heilung, wie passend die Arzneiwahl ausgefallen ist. Uns kann es zeigen, wie ähnlich sich Phosphor besonders im Alter im Vergleich zu Calcium präsentieren kann.

Zusammenfassung

Leitsymptome:

Schwächliche Konstitution.

Hochgewachsene feingliedrige Tiere mit zarter Haut und feinem Fell.

Zu schnelles Wachstum, mager.

Gekrümmter Rücken.

Unruhe und Angst.

Angst vor Gewitter (steigert sich in die Angst hinein).

Furcht vor dem Alleinsein und im Dunkeln.

Starke Erregungszustände und Schwankungen der Stimmung.

Lebhaft, einfühlsam und freundlich, aber auch gewalttätig, jähzornig.

Gleichgültig gegenüber seinen Nächsten.

In der frühen Phase einer Krankheit heißblütig, sonst eher Mangel an Lebenswärme.

Großer Durst auf kaltes Wasser, das nach Erwärmung im Magen erbrochen wird.

Kälte und frische Luft verschlimmern.

Geht gern in kaltes Wasser (Hund).

Hypersensibilität aller Sinne, große nervöse Erregbarkeit, überempfindlich.

Berührungsempfindlich (kitzlig).

Ängstlich, ruhelos, hypermotorisch.

Lebhaft, aber schnell erschöpft, zittrige Schwäche.

Blutungsneigung, Blutungen hellrot.

Schwäche der Hinterhand.

Brennende Schmerzen überall.

Aufwallende Gefühle, Hitze, Kongestionen, aber auch plötzliche durchdringende Kälte.

Entzündete Drüsen.

Neigung zu Diabetes mellitus und Erkrankungen der Harnwege, Tumorneigung, oft fibröse, benigne, aber auch maligne Tumore.

Proliferative oder degenerative Erkrankungen der Knochen und Knochenhaut.

Diverse Erkrankungen der Augen.

Allgemeines:

Beschwerden < durch oder die Folge von Wetterwechsel.

< in der Dämmerung.

Erkältungsneigung (auch der Blase und Nieren).

Schwäche als Folge des Verlustes von Körpersäften.

Bei Durchfallerkrankungen leicht dehydriert.

Schwäche nach geringster Anstrengung.

Besser durch Ruhe und Schlaf, auch wenn nur von kurzer Dauer.

Besser durch Reiben, Massage, Reiki.

Besser durch Futteraufnahme (kann aber leicht erbrochen werden).

Schlechter durch warme Speisen oder zu viel und hastiges Fressen.

Linksliegen < bei Herzleiden oder Husten.

Kopf:

Schwindel: schlimmer beim Aufstehen, besser im Liegen.

Augen:

Vielgestaltige Erkrankungen der Augen mit Blutungsneigung, Netzhauterkrankungen, Glaukom, Katarakt.

Periodische Augenentzündung (chronisch destruktive Verlaufsform).

Maul:

Zahnfleisch blutet leicht, Trockenheit der Maulschleimhaut, wenn dehydriert.

Nase:

Überempfindlicher Geruchssinn, Heustaub- oder Pollenallergien.

Epistaxis, plötzlich und reichlich.

Hals:

Heiserkeit bis hin zu völligem Stimmverlust, Laryngitis.

Große Empfindlichkeit des Kehlkopfes,

< durch Berührung, < durch Husten.

Verdauung:

Starker Durst auf kalte Getränke.

Erbrechen, sobald sich die Flüssigkeit im Magen erwärmt hat.

Gastritis mit zum Teil blutigem Erbrechen,

> durch kalte Getränke, dann wieder < sobald es warm geworden ist.

Heißhunger nachts. Die Tiere laufen nachts umher und suchen nach Futter.

Verlangen: Süßes (besonders Schokolade) oder Speiseeis/kaltes Futter, Salziges (Lecken schwitzige Hände und Füße), Gewürztes, Eier, Käse. Katzen und sogar Hunde lieben Fisch oder Hühnchen.

Abneigung: Süßes, warmes Futter, Eier, Fleisch, Obst, Fisch.

Magenverstimmungen mit Aufstoßen, Erbrechen des Futters.

Diarrhö mit plötzlichem, unwillkürlichem Kotabgang.

Blutige hellrote, teils schleimige Beimengungen zum Kot oder auch okkultes Blut im Kot.

Hämorrhoiden, Darmentzündungen.

Anus kann teilweise geöffnet sein.

Hepatitis, Leberzirrhose.

Urogenitaltrakt:

Unfreiwilliger Harnabsatz, < während des Hustens.

Sexualtrieb kann sehr stark gesteigert sein.

Läufigkeit mit viel hellrotem Blut.

Ovarialzysten häufig bei Rindern, meist linksseitig.

Uterusmyome, Gebärmuttervorfall (Sepia).

Häufig Blasenentzündungen (Hund), die leicht auf die Nieren übergreifen. Nierenleiden aller Art, auch Schrumpfnieren. Die destruktiven Verlaufsformen (syphilitisches Miasma) sind hier besonders bei Katzen anzutreffen. Auch Erkrankungen der Nebennieren sind häufig. Morbus Addison und Cushing.

Brust:

Katzen und Hundewelpen erkälten sich leicht. Kälber und Fohlen entwickeln rasch eine Lungenentzündung, bevorzugt linksseitig.

• Nasenflügel zittern während angestrengten Atmens.

Anhaltender Husten, < durch kalte Luft und Anstrengung, < Wetterwechsel, < wenn das Tier auf der linken Seite liegt,

> im Sitzen. Auswurf kann blutig sein.

Der Charakter der Atemwegserkrankungen erinnert an das tuberkulinische Miasma. Daher finden wir Phosphor bei diesem pathologischen Schwerpunkt besonders häufig bei Rindern und Pferden in Verbindung mit Atemwegsaffektionen.

Chronisch-obstruktive Bronchitis (COB), Heustauballergie, Emphysem.

Im späten Stadium Neigung zu Herzinsuffizienz, Angina pectoris, < durch Stress, < Liegen auf der linken Seite,

> durch kalte Getränke.

Bewegungsapparat:

Schwäche in den Beinen, < morgens beim Erwachen. Ataxie besonders der Pferde (spinale Ataxie).

Rückenschmerzen mit Empfindlichkeit auf Berührung,

> durch Bewegung, > durch Hitze, > durch Reiki oder Reiben/Massage.

Zittern des ganzen Körpers oder einzelner Extremitäten.

Zuckungen entlang der WS.

Haut:

Zart und hell, fast transparent.

Sehr kitzlig.

Extrem trockene und schuppige Haut.

Blaue Flecke, schon nach leichten Prellungen.

Starke Blutungsneigung bei der geringsten Verletzung.

Ekzem. Verfärbungen der Haut, Acanthosis nigricans[31].

Juckreiz, < durch Hitze und < nachts.

Schlaf:

Ist durch kurzen Schlaf bereits erfrischt.

Liegen auf der linken Seite <.

Schlafwandeln.

---

[31] Die **Acanthosis nigricans** ist eine Hauterkrankung unklarer Genese, die durch eine flächige Hyperpigmentierung und Hyperkeratose – vorzugsweise der Leisten- und Achselregion – gekennzeichnet ist.

„Redet", fiept im Schlaf, träumt aktiv.

Junge Hunde und Katzen kommen nachts ans Bett und am liebsten hinein.

Vergleiche:

Arsenicum album; Nux vomica; Bryonia, Kalium carbonicum, Tuberculinum, Sepia, Carcinosinum.

Unverträglich:

Causticum

Calcium phosphoricum

Diese Arznei ist relativ leicht zu verstehen. Der Patient entwickelt seine Pathologie aus dem inneren Widerstreit, welcher sich aus der sehr gegensätzlichen Dynamik der beteiligten Elemente ergibt: Calcium auf der einen Seite und Phosphor auf der anderen. Beide Arzneien haben wir in ihrer Dynamik ausführlich besprochen und wir konzentrieren uns nun ganz auf die Frage, wie sich diese innere Widersprüchlichkeit gestaltet und wie sie den Patienten bewegt.

Das kindliche, bedürftige Element seiner Dynamik hat es von Calcium. Es ist eng verknüpft mit dem Thema Bedürftigkeit und Versorgung. Calcium phosphoricum hat die Vorstellung, dass es ein Recht besitzt, versorgt zu werden, was bei Jugendlichen oder „jugendlich Gebliebenen" zu Aussagen führen kann wie: „Du hast mich in die Welt gesetzt, jetzt musst du mich auch versorgen." Es ist die Seite der Arznei, die nicht erwachsen werden möchte, ja die sich dagegen wehrt, die Angst hat, den „sicheren Hafen zu verlassen". Die andere Seite ist durch das phosphorische Element geprägt. Es ist der Anteil, welcher in die Welt hinaus möchte, der geliebt, begehrt, bewundert werden möchte, der sich beweisen, behaupten und wachsen möchte, der sich eine ideale Partnerin oder einen ebensolchen Partner wünscht und seine Träume vielleicht sogar leben könnte, wäre da nicht das zurückhaltende, schüchterne, kindlich-bedürftige Element, das den Calcium-phosphoricum-Charakter ausbremst. An seinem „Elend" sind selbstverständlich die anderen schuld.

Können Sie sich diesen Widerstreit vorstellen, ihn spüren? Die eine Seite möchte in die Welt hinaus und das Leben in vollen Zügen genießen, doch die andere traut sich nicht, möchte die Sicherheit der mütterlichen oder väterlichen Geborgenheit nicht aufgeben. Ein irgendwie verzweifelter Zustand. Sie können mit diesem Konflikt nicht glücklich sein. Vithoulkas hat als Leitmotiv für diese Arznei „Unzufriedenheit" genannt. Sankaran betont das Verlangen nach Stabilität auf der einen Seite und nach Bewegung auf der anderen und führt das Skelett mit seinen Knochen, die uns Halt und Stütze geben und gleichzeitig die Voraussetzung für Bewegung darstellen, an. Ein sehr passendes Bild, weil beide Elemente Hauptbestandteile des Knochens darstellen.

Welche Bewegung ergibt sich nun daraus? Jemand, der nicht in seiner Mitte ist, sondern sich hin und her gerissen fühlt, wird sich nur schwerlich harmonisch bewegen können. Die innere Zerrissenheit stellt sich körperlich als Unausgewogenheit dar. Wir können das häufig bei Jungtieren jeder Art beobachten. Wenn sie wachsen, kommt es häufiger zu einer einseitigen Betonung des Wachstums. Die Hinterhand wächst auffällig schneller oder langsamer als die Vorhand. Die Beine sind entweder zu kurz oder zu lang im Vergleich zum Körper, auch der Kopf kann im Vergleich zu groß oder auch zu klein (häufiger bei Silicea zu beobachten) sein. Sie kommen auch schon so zur Welt und sind entweder auffällig groß oder zu klein.

Das primäre Miasma dieser Arznei ist psorisch, aber sie ist auch eine der bedeutendsten tuberkulinischen Arzneien. Die Schlaffheit und Trägheit bei Calcium kommen aus der Schwäche des Selbstbewusstseins. Der Patient traut sich nichts zu, ist zu langsam, glaubt, etwas stimme nicht mit ihm. Die Schlaffheit und Trägheit bei Calcium phosphoricum entwickeln sich aus der Unfähigkeit, eine Entscheidung zu treffen. Ist der Patient daheim, will er fort, ist er unterwegs, möchte er nach Hause. Man kann ihm nichts wirklich recht machen. Er ist mit allem unzufrieden. Es ist ein frustriertes „Abhängen", wie man heute unter Jugendlichen so treffend sagt. Als Außenstehender hat man sehr offensichtlich das Gefühl, dass der Patient nicht wirklich etwas mit sich anzufangen weiß. Er beginnt wenige Projekte und bringt sie selten zu Ende. Der aus Calcium stammende Impuls, das Wenige, was man macht, besonders gut zu machen, bringt ihn in einen weiteren Konflikt. Er entwickelt eine Art Überanspruch an sich, wenn er sich dann durchringt, etwas anzupacken. Dabei möchte er am liebsten alles können, bevor er überhaupt geübt oder ausreichend gelernt hat, und ist dann sehr schnell frustriert.

Es ist ein Wechselspiel der Gefühle, wie wir es auch von Tuberkulinum kennen. Der Tuberkulinum-Patient ist voller Träumereien und Sehnsucht nach der rettenden Idee, die sein Leben doch noch glücklich werden lässt, die ihn vor dem „Dahinvegetieren", dem „schleichenden Tod" retten könnte. Und er fühlt sich auch zu schwach und neigt dazu zu versagen. Aber im Vergleich zu Calcium phosphoricum gibt er nicht so schnell auf, er ist getriebener und klammert sich schnell an den nächsten Grashalm, in der Hoffnung, dass es doch noch eine „Rettung" für ihn gibt.

Calcium phosphoricum ist hierzu im Vergleich stärker schwankend, nicht so hoffnungsvoll, stärker im Widerstreit mit sich selbst, seinen eigenen Gefühlen, und obwohl er auch lebendige und euphorische Phasen hat, ist er stärker zurückgenommen und leichter frustriert. Wenn Tuberkulinum an sich zweifelt, dann ist das sehr intensiv und verzweifelt, ebenso verzweifelt sucht er nach der rettenden Veränderung. Er ist immer auf der Suche, wie Sankaran es beschreibt, „nach dem Gras, das auf der anderen Seite des Zauns immer grüner ist als auf dieser". Unser Patient ist unentschlossener, unzufriedener und er lebt den Konflikt weniger im „Außen" als mit sich selbst. Ähnlich sind sie sich dann wieder, wenn man versucht, sie „anzubinden". Sie lassen sich nicht gern herumschubsen oder kommandieren. Sie möchten selbst bestimmen, was sie tun, und bei Calcium phosphoricum besonders, was sie nicht tun.

Wenn ich an diese Arznei denke, höre ich immer die Mutter zu ihrem vorzeitig aus der Schule entlassenen 17-jährigen Sohn in verzweifelter Manier sagen: „Machst du bitte die Musik leiser und kümmere dich endlich mal um eine Lehrstelle, du hängst den ganzen Tag nur in deinem Zimmer und verschläfst das Leben. Verdammt noch mal, komm endlich mal in die Hufe!" Interessant ist, dass er abends, wenn er mit seinen Freunden „um die Häuser zieht", plötzlich zum Leben zu erwachen scheint. Das ist die Zeit für den Phosphor-Aspekt in ihm, da geht es auf „Brautschau".

Sie meinen, das hat doch nichts mit Tieren zu tun? Nun, hatten Sie einmal das Glück, einen heranwachsenden Welpen zu erziehen oder ein aufmüpfiges 3-jähriges Pferd? Ich bin sicher, dann kennen Sie diese Widersprüchlichkeit der Gefühle sehr gut.

Sie suchen ihre Grenze, versuchen herauszufinden, wie weit sie gehen können, und sie reizen es ohne Gnade aus. Interessant ist, was ihnen hilft. Sie erinnern sich, dass ich Sankaran zitiert habe, der sehr treffend beschrieben hat, dass es um Bewegung und Stabilität geht. Sie möchten sich entwickeln, sich finden und suchen ihre Grenzen. Sie möchten vorankommen, aber was ihnen fehlt, ist die klare Orientierung, die eindeutige Ansage. Das ist es, was dem Calcium-phosphoricum-Patienten richtig guttut. Nur in ihrem Selbstwertgefühl darf man sie nicht kränken. Man darf sie nicht klein machen, so fühlen sie sich ohnehin schon. Ein Lehrmeister, der sich ihrer annimmt, oder die Figur des guten Onkels, der anders ist als die Eltern, denn von denen gilt es, sich frei zu machen, kann Wunder bewirken. Daher ist bei der Erziehung von Welpen besonders darauf zu achten, dass man sich nicht in eine Rolle begibt, die es dem jungen Hund erlaubt zu bestimmen, was man als Hundehalter tun soll. Dann hat man sehr schnell verloren. Sie glauben nicht, wie leicht das passiert. Die Hündin meiner Kollegin hat dieses Jahr Welpen aufgezogen und wir durften die Entwicklung sehr aufmerksam verfolgen. Es ist faszinierend zu sehen, wie früh die Mutter sich von den Kleinen entfernt, wenn sie zu sehr „nerven" und zu fordernd werden. Dann steht sie einfach auf und geht fort. Erst wenn die Welpen wieder ganz ruhig sind, kommt sie wieder und erlaubt den Kleinen zu trinken. Wir Menschen machen häufig den Fehler, dass wir den Tieren in dieser Lebensphase nicht die nötige Klarheit bieten und häufig nicht gewillt sind zu sehen, was dem Tier helfen würde, um eigenständig zu werden. Wir möchten unseren Hund so lange, wie es geht, als „Schmusetier" und ahnen nicht, welche Schwierigkeiten wir uns damit einhandeln können. Das bekommen wir besonders bei den dominanten Charakteren zu spüren. Auch bei Calcium-phosphoricum-Tieren ist diese Orientierung sehr wichtig, denn sonst können Sie einiges anstellen, um die Aufmerksamkeit auf sich zu lenken. Die Neigung, zwei Schritte vor und einen wieder zurückzugehen, kann in diesen Fällen auf Spaziergängen ein wenig an den Nerven der Tierhalters zehren.

Die Halter kommen zum Beispiel und sagen: „Er ist nicht erzogen, aber er lässt sich auch nicht erziehen, da bin ich völlig aufgeschmissen, vielleicht wissen Sie ja, was man da machen kann, ich habe mir schon die Zähne ausgebissen." Das ist interessant, denn wir dürfen nicht vergessen, dass sie innerlich sehr empfindsam und zerbrechlich sind und auf Grobheit (auch wenn sie selbst sich so benehmen) sehr empfindlich reagieren.

Wir finden also häufig eine deutliche ABHÄNGIGKEIT von den Tierhaltern oder den anderen Tieren um sie herum (braucht sie).

Sie brauchen ZUWENDUNG (was ihr Recht ist), sonst werden sie WÜTEND und EIFERSÜCHTIG und wenn der Aufstand bei einem Tierhalter nicht hilft, geht er sofort zum anderen. Sie haben eigentlich das Gefühl, noch keine rechte Daseinsberechtigung zu haben, das müssten sie sich erst erwerben. Sie müssen sich irgendwie beweisen.

Deshalb ist es wichtig, diesen Tieren Aufgaben zu geben, an denen sie wachsen können. Wenn etwas nicht klappt, ignoriert man es am besten, denn sonst sind sie sehr schnell entmutigt und leicht beleidigt. Sie hassen es, wenn man sie bloßstellt oder sie tröstet, und sie hassen es, wenn sie einer Aufgabe nicht gerecht werden können. Aber am schlimmsten sind langweilige Wiederholungen. Sie lieben es, immer ein wenig Abwechslung zu haben, denn sie möchten sich ja beweisen. Das geht aber nicht, wenn man zum zwanzigsten Mal die gleiche Übung macht. Wenn man dies missachtet, werden sie leicht gereizt und ärgerlich, ja wenn man sie dazu zwingen will, können sie sogar sehr aufbrausend und aggressiv werden. Danach geht erst einmal gar nichts mehr und man lässt sie am besten zufrieden.

Doch hat man ihr Interesse geweckt und ihnen die Möglichkeit gegeben, sich zu beweisen, dann lieben sie diese Aktivitäten und sind mit Begeisterung dabei.

Aber Calcium phosphoricum ist nicht nur eine Arznei für „halbwüchsige" Tiere. Kinder oder Welpen jammern, fiepen oder schreien vor dem Essen/Fressen; sie sind hungrig und haben das Gefühl, nicht genug abzubekommen. Das kann besonders bei zu früh entwickelten Welpen der Fall sein. Neugeborene Kälber suchen fahrig nach der Zitze der Mutter, aber sie finden sie nicht, brauchen Hilfestellung und fangen möglicherweise an zu brüllen. Wenn sie erfolglos bleiben, kommt es vor, dass sie die Milchaufnahme ganz verweigern. Als ob sie trotzig reagieren, was sehr gut in das Verhaltensmuster dieser Arznei passt.

Auch später kann es vorkommen, dass Welpen (und sogar erwachsene Tiere) an Decken, Papier, Stofftieren oder Fingern lutschen oder auch saugende oder schmatzende Bewegungen mit dem Maul machen. Das Verhalten der Tiere zeigt schon in diesem Stadium die innere Zerrissenheit, den inneren Widerspruch. Silicea, die ebenfalls eine wichtige Arznei in der Rubrik „*Kind verweigert Muttermilch*" ist, präsentiert in dieser Phase eher ihre Zierlichkeit und mangelnde Standhaftigkeit. Sie haben Probleme, auf die Beine zu kommen oder sich auf den Beinen zu halten. Das Thema dieser Arznei ist Standhaftigkeit, Halt.

Doch schauen wir uns einmal einige Motive und Emotionen sowie die daraus resultierenden Bewegungen an. Ich hoffe, Sie können nachvollziehen, wie wichtig das Motiv für die richtige Interpretation des Verhaltens eines jeden Patienten und im Besonderen des Calcium-phosphoricum-Tieres ist.

Motiv (Causa + Kompensation)		Emotion (innere Bewegung)		Bewegung (äußere Bewegung)	
Schwäche	Kompensation	Furcht	Hoffnung	Aktion	Reaktion
Orientierungslosigkeit, weiß nicht, was er tun soll, kann, darf oder wo er hingehört etc.	Gibt sich reif und wissend, scheut aber Verantwortung.	*Die anderen erkennen, dass er nicht so reif und erfahren ist.*	Durch einen glücklichen Zufall lösen sich all seine Probleme. Freuen sich über Besuch.	Tatenlosigkeit, abhängen, Schlaffheit, oder gut gelaunt, unternehmungslustig.	Gereizt, wenn man sie auffordert, sich zu regen, Verantwortung zu übernehmen.
Innerer Konflikt, innere Zerrissenheit der Gefühle und Bedürfnisse.	Zurückhaltend, will sich nicht entscheiden. Macht lieber nichts als irgendetwas falsch.	Andere erkennen seine Gefühle und das Chaos, das in seinen widersprüchlichen Gedanken herrscht.	Seinen Weg zu finden oder jemanden, für den es sich lohnt, seine Ängste zu überwinden (die große Liebe?).	Sich widersprechende Handlungen (will nach Hause, wenn er fort ist, und fort, wenn er daheim ist.)	Ist schwer einzuschätzen und kann sehr unterschiedlich ausfallen. Reserviert oder aufbrausend, wenn er gefordert wird.
Geistige Trägheit, Gedächtnisschwäche, geistige Überanstrengung, daher faul.	Besondere Aufmerksamkeit, lernt schnell, ist wach und dabei fleißig.	Furcht, andere könnten seine Schwäche bemerken und vor allem seine Verwirrung und sein Versagen.	Er könne es packen, die Herausforderung bestehen, erfolgreich sein.	Unausgewogen, entweder zu engagiert oder zu wenig beteiligt. Lustlos oder begeistert.	Auf Forderungen reagieren sie gern mit Widerspruch, auf Ermutigung mit Fleiß und Engagement, aber leicht entmutigt, wenn ihnen etwas misslingt.
Kinder/Welpen sind spät entwickelt, sowohl geistig als auch körperlich.	Schüchternheit, Zurückhaltung, geben sich selbstsicher oder mutiger.	Angst, nicht genug abzubekommen (Muttermilch).	Hoffnung, es wird reichen.	Verlangen Muttermilch, Versorgung, Nuckeln am Daumen/an Decken.	Schmollen, nuckeln an Decken oder verweigern die Muttermilch.
Sind früh entwickelt, sowohl geistig als auch körperlich.	Traut sich viel zu (evtl. zu viel, braucht dann die häusl. Sicherheit.	Nicht genug (Milch) zu kriegen, übereifrig an der Zitze.	Wenn sie sich anstrengen, klappt es vielleicht.	Sind zu fahrig und finden die Zitzen nicht (häufig bei Kälbern).	Verweigern die Muttermilch, manchmal sogar die Flasche.

Nehmen wir zum Beispiel das Verhalten „nuckelt an Decken", so ist klar, dass Calcium phosphoricum nicht das einzige Mittel ist, welches dieses Verhalten zeigt. Und schauen wir uns dieses Symptom in seiner Emotionalität an, so nehmen wir wahr, dass das Tier sich bemüht, dass es schreit und dass es verzweifelt wirkt. Vielleicht liegt die Ursache sogar zum Teil darin begründet, dass das Kalb recht groß ist und nur schwer an den zu tief hängenden Euter kommt. Es müsste vielleicht auf die „Knie" gehen, um richtig an die Zitze zu kommen, aber das scheint es nicht zu verstehen. („Es lernt langsam" und folgt seinem inneren Muster des potenziellen Versagens.) Stattdessen schreit es und weigert sich vielleicht sogar, wenn man versucht, ihm zu helfen oder ihm Milch aus der Flasche anzubieten.

Sie sehen: Motiv (Causa), Emotion und Bewegung sind eins. Das Motiv und die Emotion drücken sich im Verhalten, in jeder Regung und Bewegung aus. In der Tierhomöopathie brauchen wir dieses tiefere Verständnis von der Bedeutung der Bewegung in besonderem Maße. Das gilt selbstverständlich auch für die Human-Homöopathie. Für uns geht es darüber hinaus darum, nicht auf irgendwelche geistigen Umlaufbahnen zu geraten und das Symptom quasi als Satellit wahrzunehmen. Als abstraktes Etwas nützt es uns nichts. Nur wenn wir dem eigentlichen Motiv nahekommen, sind wir der passenden Arznei auf der Spur.

Die Art und Weise, wie sich die Unzufriedenheit eines Calcium-phosphorium-Patienten präsentiert, kann leicht mit anderen unzufriedenen Arzneien verwechselt werden.

Die Unzufriedenheit von Anacardium zum Beispiel basiert ebenfalls auf einem mangelnden Selbstwertgefühl und ist ebenfalls davon überzeugt, dass die Schuld für sein Missbefinden sehr deutlich bei „den anderen" liegt. Es könnte die „anderen" sogar dafür mit Grausamkeiten bedenken. Auch Calcium phosphoricum macht andere (besonders die Eltern) für seine unglückliche Lage verantwortlich. Doch sind die Art und Tiefe der Verletzung bei diesen beiden Arzneien sehr unterschiedlich. Während Anacardium im Widerstreit zwischen dem Teufelchen und dem Engelchen in sich geneigt ist, anderen etwas anzutun oder Selbstmord zu begehen, ist Calcium phosphoricum noch viel zu sehr von der Möglichkeit überzeugt, es könne noch eine Lösung geben. Die richtige Lösung ist ihnen noch nicht über den Weg gelaufen, aber sie sind zuversichtlich, dass es eine geben kann und wird. Anacardium ist im Selbstzweifel und in der Projektion, dass die anderen schuld sind, so sehr verletzt, dass es eher einen verzweifelten Kampf zwischen dem Bösen und dem Guten in ihnen kämpft. In der Vorgeschichte eines Anacardium-Patienten haben wir zudem häufig eine Missbrauchs-Thematik. Diese kann auch nur psychischer Natur sein. Ebenso ist der innere Konflikt so sehr auf die Spitze getrieben, dass die Patienten kurz vor einer Schizophrenie stehen können. Bei Anacardium-Tieren ist die Schwelle zur Gewalt sehr klein, aber man merkt, dass sie damit nicht wirklich leben können. Sie sehen die Schuld bei sich.

Vordergründig sind beide Arzneien sehr unzufrieden. Wenn wir die innere Dynamik, also das Motiv und die Emotion vergleichen, finden wir sehr schnell heraus, dass es sich um zwei völlig unterschiedliche Charaktere handelt.

Noch einmal zu unserer Arznei. Im erwachsenen Zustand sind es Tiere, die ihre Halter sehr gut im Griff haben können. Sie sind launisch, wechselhaft in ihren Bedürfnissen und wirken häufig dominant, was sie aber nicht wirklich sind. Sie haben nur ihr Recht auf Zuwendung geltend gemacht und so bestimmen sie sehr eindrucksvoll das Leben der Tierhalter. Anderen Tieren gegenüber spielen sie eher eine untergeordnete Rolle. Sie sind entweder distanziert oder machen, was andere „vorschlagen". Nur selten kann es sein, dass sie auch auf dem Hundeplatz eine scheinbar dominante Rolle einnehmen, dann sind sie aber häufig die Ältesten oder Größten.

Sehr interessant und gewinnbringend für ein tieferes Verständnis der Arznei ist es, sich die scheinbar unerklärlichen Symptome einer Arznei anzusehen und sie vor dem Hintergrund der Arzneidynamik einzuordnen. Nehmen wir das Symptom „Schmerzhaftes Schlucken, das sogar im Hals, in der Brust und im Bauch empfunden wird". Wir können es als „schmerzhaftes Schlucken" beim Tier wahrnehmen. Die Intensität des Erlebens dieses Schmerzes erinnert ein wenig an andere Arzneien, bei denen sich ein Konflikt im Hals und Bauch ausdrückt, beispielsweise Lachesis, Ignatia oder nehmen wir auch einmal Causticum mit seinem ständigen Räuspern. Es hat das Gefühl, sich artikulieren zu wollen, hält sich aber zurück und traut sich nicht. Bis die Emotionen so intensiv geworden sind, dass sie wie in einer inneren Rebellion mit einer „Kampfansage" herauskommen. Der Grund für dieses Gefühl war das Empfinden der Ungerechtigkeit. Bei Calcium phosphoricum ist es recht ähnlich. Es möchte sich ausdrücken und sein Gefühl der empfundenen Ungerechtigkeit loswerden. Aber es befürchtet, nicht mehr gemocht zu werden (Phos.) und zieht sich mit diesem Gefühl zurück (Calc.). Doch das Gefühl ist sehr stark und der Bauch ist der nächste Ort, an dem es sich ausdrücken kann. (Phos. hat hier seine Schwäche, nämlich das Erbrechen, sobald Wasser im Magen warm geworden ist.) Dieses Schlucken erinnert an das Schlucken vor Übelkeit kurz vor dem Erbrechen, aber wir haben es ja nicht nur mit Phosphor zu tun, sondern den Antagonisten Calcium mit im Boot. So lässt sich der Konflikt nur schwer lösen und drückt sich folglich mit diesem Symptom aus, das für den inneren Konflikt steht: die Unfähigkeit, sich auszudrücken, und die daraus resultierende Unzufriedenheit mit sich selbst.

Zusammenfassung

Leitsymptome:

Wachstumsstörungen.

Abmagerung, rasche körperliche und geistige Erschöpfbarkeit.

Erkrankungen der Knochen und Gelenke.

Nach Metzger gut zur Förderung der Kallusbildung bei Knochenbrüchen.

Rachitis, Knochentuberkulose.

Rückgratverkrümmung.

Schwäche, Neugeborene können den Kopf kaum tragen.

Verlangen nach Salz, Geräuchertem (gelegentlich bei Hunden oder Katzen zu beobachten).

> durch Fressen bei Magenbeschwerden.

> durch Wärme.

< durch Kälte, Nässe, Wetterwechsel, Zugluft.

< durch körperliche und geistige Anstrengung.

Allgemeinsymptome:

Adipositas; schlaffes Gewebe. In manchen Fällen auch Abmagerung.

Allgemeine Verschlimmerung durch Kälte.

Allgemeine Verschlimmerung durch Zugluft.

Allgemeine Verschlimmerung zur Zeit der Schneeschmelze.

Verzögerte Entwicklung der Jungtiere, spätes Laufenlernen.

Allgemeine Verschlimmerung während der Schwangerschaft.

Schwäche und Müdigkeit.

Schwindel: schlimmer durch Wind oder Zugluft, schlimmer durch Obstipation.

Gemütssymptome:

Im Widerstreit mit sich selbst.

Unzufrieden. Jammert, beklagt sich, ist mit nichts zufrieden.

Starkes Verlangen zu reisen/Veränderung.

Schnell gelangweilt und entmutigt.

Seufzen (hat es schwer).

Angst im Dunkeln (Calc-c.), Furcht vor Gewitter (Phos.).

Geistige Schwäche, lernen schwer.

Wenn motiviert (Phos.), lernen sie gut und sorgfältig (Calc.).

Beschwerden durch Kummer, Kränkung, Tadel.

Angst, aus dem Haus zu gehen. Wollen ständig ins Haus, doch bald wieder hinaus, wenn dort etwas los ist.

Brauchen Schutz und Zuwendung, Zärtlichkeit, haben das Gefühl, dass sie ein Recht darauf haben.

Sie leiden sehr unter unklaren Ansagen (Phos.).

Abends schwer zum Schlafen zu bringen; morgens kaum wachzurütteln.

Fleißig vor der Rosse/Läufigkeit.

Sehr eifersüchtig, sobald ein anderes Tier die Aufmerksamkeit und vor allem den Zuspruch des Halters erhält.

Ziehen sich zurück (wollen soziale Anstrengungen vermeiden).

Will wandern, liebt die Abwechslung (Tub.).

Kopf:

Kopfschmerzen, die vom Nacken- und Halsbereich ausgehen. Die Tiere mögen den Kopf nicht bewegen lassen.

Schwitzen am Kopf, eher auf der Stirn oder im Gesicht als hinter den Ohren und am Hals wie bei Calcium.

Verzögerte oder schwierige Zahnung, verzögerter Fontanellenschluss, sieht man bei unseren eher überversorgten Tieren nicht sehr häufig.

Großer Kopf, wie zu schwer, muss abgestützt werden (Gels.).

Augen:

Lange Wimpern.

Verdauungstrakt:

Schmerzhaftes Schlucken (das sogar im Hals, in der Brust und im Bauch empfunden wird).

Abneigung gegen Muttermilch.

Chronische Magen-Darm-Beschwerden mit oder ohne Durchfall.

Hämorrhoiden, die mit dem Stuhl hervortreten.

Diarrhö ist begleitet von Flatus.

Abdomen:

Nabelbruch und Entzündungen des Nabels nach der Geburt mit Neigung zu Geschwürbildung.

Urogenitaltrakt:

Schwache Blase, Blasenkatarrh.

Häufiger Urindrang, reichlicher Harnfluss.

Schmerzen vor und nach dem Urinabsatz.

Enuresis im tiefen Schlaf.

Morbus Addison, Diabetes mellitus.

Sexuelles Verlangen gesteigert.

Sterilität, die bereits mit dem ersten Einsetzen der Läufigkeit/Rosse einsetzen kann.

Rücken:

Schmerzen und Steifheit im Halswirbelbereich.

Schmerzen im Halswirbelbereich, schlimmer durch Zugluft.

Nacken- oder Rückenschmerzen: schlimmer durch Zugluft,

Kissing Spine, Spondylose.

Extremitäten:

Rheumatische und arthritische Erkrankungen, schlimmer durch Kälte und Zugluft.

Karpaltunnelsyndrom.

Exostosenbildung.

Langsame Heilung von Knochenbrüchen oder Verstauchung. Sehnen und Sehnenscheidenentzündung.

Wachstumsschmerzen bei Jungtieren aller Art.

Haut:

Dünnes Fell, Alopecia areata.

Schlaf:

Tiefer Schlaf, vor allem morgens schwieriges Erwachen.

Kasuistiken

Fortsetzung Fall Lato

Folgekonsultation am 21.09.1992

Tel. Bericht: Der Kot ist weniger dünn, wie Grießbrei. Der Appetit ist gut; Hafer ist auf die Hälfte reduziert; Nasenausfluss ist nicht wieder aufgetreten; Darmgeräusche sind nach wie vor laut. Die Stimmung des Tieres ist gut. Der Kot riecht nicht mehr so stark.

Bewertung: Positiv – abwarten!

Folgekonsultation am 28.09.1992

Tel. Bericht: Es ist wieder schlechter, zwischendurch ging es mal einen Tag besser, aber heute ist es auch wieder schlechter. Er hatte Birnen gefressen, danach ging es schlechter.

Er wird täglich spazieren geführt und ist dabei recht temperamentvoll. Gräbt nach Baumwurzeln, Erde und Sand. Der Kot stinkt wieder so stark wie vor der Behandlung. Er hat etwas abgenommen.

Bewertung: Ich bin nicht zufrieden mit dem Verlauf, aber aufgrund der Birnen, die eine Verschlechterung hervorgerufen haben können, warte ich ab.

Folgekonsultation am 01.10.1992

Tel. Bericht: Es hat sich wieder gebessert. Der Kot hat noch keine Form von Äpfeln, aber er ist immerhin dickbreiig. Er frisst wieder gut, auch beim Ausführen ist kein Durchfall mehr aufgetreten.

Empfehlung: abwarten!

Folgekonsultation am 08.10.1992

Hausbesuch: Wieder Fressunlust. Mag kein Raufutter mehr. Möchte Grünes. Bei Bewegung ist der Kot noch immer etwas dünner.

Leckt zurzeit viel am Salzleckstein. Der Durst ist noch immer groß.

Hier haben wir mit dem Salzverlagen und dem großen Durst (der etwas gegen Pulsatilla spricht) weitere bestätigende Symptome für das Mittel, das sich seit der Information über die Gänsegeschichte bereits zur Diskussion stellt. Lato erhält nun eine Dosis Nat-m C 1000.

Folgekonsultation am 15.10.1992

Tel. Bericht: Er äpfelt wieder, der Kot ist vollkommen normal. Auch Weidegang verträgt er ohne Nachteile. Er macht einen sehr guten Gesamteindruck. Ist wacher, ist mehr mit der Umgebung im Kontakt, teilnahmsvoller, nicht mehr so angespannt. Es geht ihm offensichtlich richtig gut.

Auch zwei Jahre später ist das Tier weiterhin vollkommen beschwerdefrei.

Diskussion:

Die Veränderung zeigte sich auf allen Ebenen. Zunächst wirkte Lato durch den Verlust der Gänse antriebsloser, gealtert, mutlos. Dann trat in diesem Frühjahr der chronische Durchfall auf und nach der Behandlung mit Natrium muriaticum C 1000 schien alles wie aufgelöst. Durch eine Arznei, die bekannt ist für ihre Kraft, alte ungelöste Prozesse, wie Kummer oder enttäuschte Liebe, zur Lösung zu bewegen.

Zur DD habe ich neben Pulsatilla und Natrium folgende Arzneien in Erwägung gezogen:

Phosphoricum acidum, weil es ebenfalls mit anhaltendem Durchfall reagieren könnte und Kummer als Ursache hat. Doch die Intensität der Reaktion auf den kleinsten Diätfehler ist weniger charakteristisch. Phosphoricum acidum reagiert sanfter, ein wenig Durchfall, ein wenig mehr Durst, auch die Gemütsreaktionen sind eher durch leichte, fast unauffällige Veränderungen gekennzeichnet. Es ist, als ob der Frequenzbereich an Reaktionen sowohl in die eine als auch in die andere Richtung abgeflacht ist.

DD: Ignatia, weil es ebenfalls bei Folgen von Kummer in Betracht gezogen werden muss, besonders wenn die Reaktion so intensiv ist. Die übersensible Reaktionsweise auf das Gras passt eigentlich recht gut zu Ignatia, doch fehlt die Neigung zu intensiven Reaktionen auf der Gemütsebene. Da wirkt Lato eher in sich zurückgezogen. Ignatia teilt ihre Gefühle und Bedürfnisse gern mit anderen, ist bedürftiger, beschäftigt sie und reagiert emotional intensiver.

Man kann sagen, dass der Zustand, in dem Lato sich befunden hat, ein kompensierter war, der „unverdaute" Kummer drückte sich in Verdauungsproblemen aus. Auf emotionaler Ebene war dies nicht möglich. Da funktionierte er recht gut. Aber gleichzeitig wurde er als ein temperamentvoller und ambitionierter Charakter beschrieben. Das ist ein scheinbarer Widerspruch und genau diese Art von Widersprüchen macht uns die Arzneimittelfindung ja immer wieder so schwer. Wie dieses Problem zu lösen ist, wollen wir im Verlauf dieses und der folgenden Bücher verstehen lernen.

Fortsetzung Fall Snowy

Folgekonsultation am 02.06.2005

Das Kratzen ist weniger.

Er hat ganz gelassen beim Longieren des Pferdes zugesehen, was er sonst nicht konnte.

Er wird jetzt roh gefüttert, frisst wieder mit gutem Appetit.

Das Zittern ist nicht mehr wahrzunehmen.

Er wälzt sich direkt nach dem Fressen heftigst (hat er vor dem Mittel auch schon gemacht), Halterin befürchtet, dass der Magen sich drehen könnte. (Gefahr einer Magendrehung besteht eher bei größeren Hunden und Hunden mit schwachem Bindegewebe.) Das ist bei Snowy eher nicht zu befürchten, da er sehr schlank und sehnig gebaut ist.

Positiv: Der Hund hat angefangen, sich zu einem erwachsenen Hund zu entwickeln, wird souveräner, muss nun nicht mehr immer im Mittelpunkt stehen und eifersüchtig sein, wenn die Halterin sich mit ihrem Pferd beschäftigt, sondern kann auch gelassen daneben liegen.

Die Halter sind darauf hingewiesen worden, diese Entwicklung möglichst zu unterstützen, indem sie darauf achten, den Hund mehr in die Verantwortung zu nehmen, und vor allem darauf zu achten, dass er bestimmte Regeln einfach einhalten muss. Klarheit, nicht Strenge, hilft dem kleinen Kerl, zu sich zu kommen und seinen eigenen inneren Halt zu finden.

Empfehlung: Abwarten. Positive Erstreaktion. Gut beobachten und in drei Wochen wieder melden.

Folgekonsultation am 22.06.2005

Das Kratzen ist deutlich zurückgegangen. Man hat schon das Gefühl, dass er sich im normalen Rahmen kratzt.

Wenn er Stress hat, ist das immer noch etwas mehr.

Wenn er in Gefühlserregung kommt, dann ist das aber immer noch heftig. Er setzt sich dann selbst unter Druck.

Viele Situationen nimmt er aber schon deutlich gelassener.

Wenn die Halterin jetzt etwas mit ihrem Pferd macht, dann ist er extrem unterschiedlich. In der einen Minute ist er noch völlig ausgeglichen und dann reicht eine Kleinigkeit und er ist total aufgeregt.

Beim Spazierengehen kann man 10 Leuten begegnen und alles ist okay. Die 11. Person wird dann plötzlich doch angebellt.

Er kann auch entspannter liegen und zittert nicht mehr so oft beim Liegen.

Insgesamt ist er aber weiterhin deutlich besser beieinander und wesentlich ruhiger und entspannter.

Empfehlung: abwarten. Guter Verlauf. Er juckt sich im normalen Rahmen und ein Jack-Russel ist ja ohnehin ein relativ lebendiger Charakter. Davon soll er ruhig auch etwas behalten.

Folgekonsultation am 21.06.2006

Damals (vor einem Jahr) war alles zu 100 % besser gewesen.

Im Winter fing es wieder an mit dem Kratzen. Er hat allgemein empfindliche Haut, dachte die Halterin, und dann war ja Heizungsluft und die Hoffnung, es könnte im Frühjahr besser werden.Es fing Anfang November an, als die Heizphase begann.

Im September war die Halterin für 10 Tage verreist, aber das scheint ihm nichts gemacht zu haben. Er war bei den Eltern, bei denen er ohnehin sehr oft ist.

Wenn er nach einer Autofahrt aussteigt, muss er erst einmal 100 Meter rennen, als ob er den Stress vom Fahren abbauen muss.

Immer wenn er „gefangen" war, auch beim Fahrradfahren, nachdem er aus dem Körbchen runtergesetzt wird, oder wenn er angeleint war, dann muss er sich erst einmal den Stress aus dem Leib rennen. Er steht dann irgendwie unter Dampf.

Empfehlung: Das Mittel Ignatia amara in der 1M wiederholen.

Folgekonsultation am 12.07.2006

DER HAUPTGRUND war ja das Kratzen.

Es hat sich in den drei Wochen sehr deutlich gebessert.

Im letzten Jahr nach der Gabe war es dann auch völlig weg.

Im Büro gibt es Leute, da kratzt er sich normalerweise immer, das hat er in der letzten Zeit nicht mehr getan.

Wenn er großen Stress hat, legt er die Ohren so sehr an. Das ist auch weniger.

Empfehlung: abwarten und melden, falls es wieder schlechter wird.

Bis heute war keine weitere Behandlung nötig.

In diesem Fall handelt es sich wie im Fall Caspar um einen Berner Sennenhund und ich bin gespannt, ob es Ihnen ebenso leicht fällt, das passende Arzneimittel zu erkennen.

Fall: Henry (Rüde)

Geboren 10.04.2001

Rasse: Berner Sennenhund

Tag der Behandlung: 17.01.2003

Bitte lesen Sie den Fall sehr aufmerksam und achten dabei auf Ihre Empfindungen. Machen Sie sich bitte möglichst Notizen: Was fällt Ihnen auf, worüber wundern Sie sich? Sie finden zu dem Fall auch ein öffentliches Forum auf unserer Internetseite: http://animalmundi.com/forum. Dort können Sie den Fall mit mir und anderen diskutieren.[32] Ich löse den Fall mit Veröffentlichung des 2. Bandes auf.

Die Tierhalterin berichtet:

Henry hat seit Nov. 2001 einen Husten. Der wurde über 4 Monate immer wieder mit Antibiotika behandelt. Das half jedes Mal nur für kurze Zeit, dann ging es wieder los. Er wurde aber insgesamt träge, mochte nicht mehr so gern fressen und ging nicht gerne raus. Die Halterin hat dann die Antibiotika-Therapie abgesetzt. Damit ging es ihm insgesamt besser.

Die Nase läuft seitdem ständig. Mal mehr, mal weniger. Erst waren es nur klare flüssige Absonderungen, dann wurden es grüne dicke Streifen.

Vor Weihnachten fing er an, viel zu pinkeln. Er lag in der Küche und zitterte. Er hatte Fieber wegen einer Blasenentzündung. Deshalb bekam er wieder ein Antibiotikum. Dadurch wurde auch der Husten weniger. Wenn er rausgeht, fängt er an zu niesen. Er muss ganz viel niesen. Wenn er den Belag ausspuckt, sieht es am Anfang schaumig aus und auch grün oder blutig.

Heute Mittag hat er erbrochen: schaumig, oben drauf war eine schleimige Masse und noch ein weißlicher Fleck und dann auf dem Platz noch ein Fleck Galle.

---

[32] Die Teilnahme an dem Forum ist kostenlos. Sie müssen sich lediglich registrieren.

Es kam eine Homöopathin, die den Hund behandelt hat. Sie hat ihm etwas „Entgiftendes" gegeben, aber ich weiß nicht, was gegeben wurde. Die Homöopathin wollte nicht sagen, was sie gegeben hat.

Das hat mich total verunsichert, weil ich dann gedacht habe „Oh Gott, was hat die Frau meinem Hund gegeben?". Geholfen hat es auch nicht, aber der Tierarzt hat ja auch nicht helfen können.

Ihre Praxis habe ich im Internet gefunden und mir gedacht, wenn Sie ausbilden, dann müssen Sie ja Ahnung haben."

So viel zur aktuellen Situation.

Historie: Er ist am 12. Juli 2001 zur Halterin gekommen. 3 Monate alt. Vorher war er auf einem Bauernhof bei der Mutter. Da war er gesund!

Aber bald bekam er eine Bindehautentzündung. Die wurde vom TA mit einer Salbe behandelt. Es dauerte ziemlich lange, bis es etwas besser wurde, aber das Auge blieb rot.

Dann wurde eine Follikulitis im Auge festgestellt. Bläschen unter der Nickhaut wurden abschabt. Da hatte er die erste Narkose.

„Er war immer in der Welpenstunde, hatte immer Kontakt zu anderen Hunden. Vielleicht hat er sich da ja infiziert, wir wissen es nicht.

Das mit dem Auge kam im Januar 2002 wieder; dann hatte er die zweite OP. Danach war es weg.

Er ist vormittags alleine und packt das gut.

Er ist einfach so lieb, er macht nichts kaputt und bellt nicht.

Zu anderen Hunden ist er auch lieb, es sei denn, es kommt ein Großer, da knurrt er auch mal zurück.

In der Hundeschule hat er einen staksigen Gang bekommen. Er hatte eine vergrößerte Prostata; lt. TA hatte er zu viele männliche Hormone. Er ist sehr anhänglich und sehr auf mich fixiert. Mein Mann geht morgens und abends mit ihm spazieren. Ich betüddel ihn den Rest des Tages. Wir hängen sehr an ihm und können ihn nicht weggeben, auch nicht im

Urlaub. Eigentlich ist er total problemlos. Es liegt also nicht an ihm. Ach ja, und er fährt gerne Auto.

Als Welpe war er magenempfindlich. Auf dem Bauernhof bekam er Eukanuba (Trockenfutter vom Tierarzt). Er hatte schuppiges Fell, stumpf und grau. Wir haben dann das Futter gewechselt und er bekam ein Futter vom Tierarzt. Wenn er anderes bekommt, dann reagiert er mit Durchfall und Erbrechen. Er bekommt jetzt seit Okt./Nov. kein Hills mehr, weil da hat er eine Stelle gehabt, die war offen und hat geeitert. Die wurde mit einer Salbe behandelt. Er bekommt immer wieder solche Stellen. Im Futterladen hat die Frau erzählt, es könnte von dem Hills-Futter kommen, das habe ihr Hund auch bekommen. Dann wurde auf Christopherus-Futter umgestellt. Jetzt hat er die Stellen nur noch am Hoden."

Auf Nachfragen ist außerdem zu erfahren:

„Er liebt Pellkartoffeln wie verrückt." Die bekommt er einmal in der Woche von der Mutter der Halterin.

Er bettelt nicht. Er will vom Spaziergang nach Hause und fressen. Abends freut er sich auch aufs Futter. Er ist wählerisch mit dem Futter. Er mag kein Obst und kein Gemüse. Er mag Joghurt. Er frisst auch gekochten Reis mit Karotten.

Er trinkt normal. Auch nicht mehr bei dem Husten. Er trinkt eher wenig für so einen großen Hund.

Warum wurde er ausgesucht? „Es waren 8 Welpen. Er war so ruhig und gelassen, hat nicht gebissen und geknabbert, hat sich gleich auf den Rücken gelegt und wollte gestreichelt werden. So ist er immer noch. Er ist eher gemütlich."

Wenn er gesund ist, dann geht er auch gerne spazieren; er hat sich über den Schnee gefreut.

Er hechelt verstärkt, wenn er so verschleimt ist.

Er ist auch zu Fremden sehr lieb, aber er läuft nicht zur Tür, geht nur dann hin, wenn jemand die Tür aufmacht. „Früher hat er auch Urin verloren, wenn er sich gefreut hat."

Am liebsten geht er raus und trifft andere Hunde. Schaut in der Praxis begeistert raus und sieht einen anderen Hund, fiept und möchte hin.

Er geht immer gern einen anderen Weg, er ist von den gleichen Wegen oft gelangweilt. Wenn die Halter ihn dann ins Auto packen, dann freut er sich.

Er hat gern Abwechslung. Er hat einen Hundefreund aus der Schule schon zu Welpenzeiten. Sie treffen sich einmal in der Woche, da ist er ganz aus dem Häuschen. Es ist ein Rüde, den andere Rüden auch so toll finden. Er leckt dem anderen die Ohren und den Schwanz ganz nass. Den verteidigt er gegen alles, auch gegen die, die er sonst mag. Er springt auch schon mal auf den anderen Hund auf. Spielen tun sie fast gar nicht. Der Flat Coated hat nur seinen Ball im Sinn und Henry läuft hinterher.

Henry ist ein schöner Hund, besonders groß und gutaussehend, ein Sunnyboy.

Er weiß genau seine Zeiten, wann er spazieren geht und wann es Fressen gibt. Er geht bei jedem Wetter raus. Er mag kaltes Wetter lieber und am liebsten Schnee. Hitze mag er nicht so sehr.

Angst? Er hat einmal im schummrigen Wald einen Soldaten bei Reserveübungen getroffen, der war bemalt im Gesicht und hatte einen Stahlhelm auf. Den hat er angebellt.

Beobachtung:

Er ist in der Praxis sehr ruhelos, hechelt und weiß nicht, wo er sich hinlegen soll.

Kommentar der Halterin: „Das macht er immer, wenn er in ungewohnter Umgebung ist oder wenn Besuch da ist. Er ist manchmal im Wohnzimmer, dann ist ihm das aber zu warm und er geht wieder in den Flur. Dort ist Fliesenboden, er sucht sich immer noch eine Ecke, wo es schön kühl ist. Er geht gerne raus. Er mag auch in die Stadt gehen, er findet Fahrstuhlfahren richtig gut. Er mag die Abwechslung.

Beim ersten Husten hat die Halterin gedacht, er habe etwas in den falschen Hals bekommen oder sich einfach so verschluckt.

Er lag auf der Seite, schnellte hoch, atmete ganz schnell und verkrampft, so als ob er keine Luft bekommt. Das ist dann aber häufiger aufgetreten. Er hustet am meisten, wenn er lange gelegen hat, z. B. morgens, wenn die Familie runterkommt und Henry aufsteht. Wenn sie dann spazieren gehen, dann niest er viel mit Schnodder und dann läuft er sich ein und hustet nicht mehr. Also immer wenn er lange liegt. Nachts hustet er nicht. Der Nasenausfluss ist nicht wundmachend.

Ein auslösendes Ereignis kann nicht gefunden werden.

Auf Schimpfen reagiert er mit Schwanzeinziehen und hängenden Ohren und ist total erleichtert, wenn die Halterin wieder gut mit ihm ist. Er fängt keinen Streit an, wehrt sich aber, wenn er angegriffen wird. Er mag gerne den Kopf beim Menschen zwischen die Beine stecken und sich kraulen lassen.

Anmerkung
Der Fall wurde von einer Vertretung aufgenommen und ausgewertet. Der Patient erhielt eine Dosis Sulfur C 200.

Telefonischer Bericht am 24.01.2003:
Es wurde erst alles schlechter, er hat nochmal gespuckt und bekam Durchfall über ein paar Tage. Er schnoddert und hustet noch, aber lange nicht mehr so stark wie vorher.

Er ist richtig fidel geworden, hat Spaß am Leben, rennt und springt herum.

Anmerkung: Es wurde noch einmal über das Thema Wurmkur und Impfungen gesprochen.

Die Halterin ist total begeistert und sagt, sie werde ihren Hund nur noch homöopathisch behandeln lassen.

Folgeanamnese am 10.03.2004 (also über ein Jahr später):
Er hat im letzten Jahr leider nur für 3-4 Wochen eine Besserung erlebt.

Dann hat er ein Fieber bekommen und es ging ihm ganz schlecht. Er war unruhig und wirkte sehr ängstlich. Der TA hat dann das Herz und den Brustraum geröntgt und sehr viel Wasser in der Lunge gefunden. Er hat Herzmedikamente bekommen, woraufhin es ihm besser ging. Im Herbst wurde es aber wieder schlechter und seit dem geht es ihm trotz der Medikamente nicht gut.

Er schnoddert nun wieder teilweise gelb-grün.

Der Tierarzt verschreibt ihm keine Antibiotika mehr. Deshalb sind die Halter jetzt hier. Sie hoffen, dass man nun doch homöopathisch etwas helfen kann. Alle 6-8 Wochen bekommt er plötzlich Fieber. Das wird inzwischen nicht mehr schulmedizinisch behandelt. Das Fieber ist dann am nächsten Tag besser.

Bei Fieber hustet er sehr und es ist, als ob er würgen möchte. Dann spuckt er häufig, auch wenn er trinkt, spuckt er das Wasser wieder aus. Teilweise auch weißen oder gelben Schaum.

Er hechelt sehr leicht, schon bei jeder kleinen Aufregung.

Er hat schon „immer" einen feuchten, etwas wunden Ausschlag am Hoden, teilweise eitrig.

Er wirkt in der Praxis sehr ruhelos, aber nicht hektisch.

So weit die Notizen zu dieser Folgeanamnese.

Die Auflösung zu diesem Fall finden Sie im Band 2. Nur schon einmal so viel: Sulfur erhielt er diesmal nicht.

Epilog

Ich hoffe, ich konnte Ihnen mit diesem Buch die eine oder andere Freude bereiten und einen kurzweiligen Einblick in eine Arbeitsweise, die darum bemüht ist, das Tier in seinem inneren Erleben zu erfassen. Das Wort EMOTION verrät im Englischen schon seine Verwandtschaft zur Bewegung und so ist es nicht verwunderlich zu erfahren, wie sich der Begriff ableitet. Bei Wikipedia finden wir:

„Eine **Emotion** (v. lat.: *ex* „heraus" und *motio* „Bewegung, Erregung") ist ein psychophysiologischer Prozess, der durch die bewusste und/oder unbewusste Wahrnehmung und Interpretation eines Objekts oder einer Situation ausgelöst wird und mit physiologischen Veränderungen, spezifischen Kognitionen, subjektivem Gefühlserleben und einer Veränderung der Verhaltensbereitschaft einhergeht. Emotionen treten beim Menschen und bei höheren Tieren auf."

Das ist der Grund, weshalb der tierische Patient nicht anders kann, als sein inneres Erleben und seine inneren Motive über jede seiner Bewegungen zu verraten. Nur lesen müssen wir es lernen.

Klinische oder bewährte Indikationen mögen für akute Erkrankungen hilfreich sein, für die Behandlung chronischer Leiden und die konstitutionelle Verordnung dürfen sie jedoch nur eine sehr nebensächliche Rolle spielen.

Bei Antoine de Saint-Exupéry heißt es: „Denn je höher eine Wahrheit ist, von desto höherer Warte musst du Ausschau halten, um sie zu begreifen."[33]

Ich freue mich, wenn Sie mich auch bei einem meiner folgenden Bücher der Schriftenreihe „Klassische Tierhomöopathie" zu einem Ausflug begleiten.

Ihr Peter Mohr

---

[33] Aus: „Die Stadt in der Wüste"

Danksagung

Allen voran möchte ich meiner Frau Susanne danken, dafür, dass sie mir durch ihre Unterstützung im Alltag und im Institut animalmundi ermöglicht hat, dieses Buch zu schreiben, und für ihre Liebe, die mir die Kraft gegeben hat.

Meinem Sohn, den ich sehr liebe und der mir allen Grund gibt, sehr stolz auf ihn zu sein. Wie er sein Leben in die Hand nimmt, macht Mut und schenkt mir Zuversicht.

Meinen Mitarbeiter(inne)n, Dozenten-Kolleg(inn)en, Student(inn)en, ohne die ich viele meiner Erfahrungen und Erkenntnisse nicht hätte machen können. Ohne sie gäbe es kein animalmundi und gewiss nicht dieses Buch.

Den Tieren und meinen zahlreichen Patienten, die mir immer wieder helfen, bei mir zu sein und diesen geheimen Ort der Stille und Einheit wenigstens für einige Augenblicke zu genießen, gilt ein besonders inniger Dank.

Allen Tierhaltern, die mir ihr Vertrauen schenken und die mit ihren Tieren erfahren dürfen, wie großartig die Wirkungen einer erfolgreichen homöopathischen Arznei sind. Ihnen gilt mein aufrichtiger Dank und meine Hochachtung.

Nicht zuletzt möchte Ihnen liebe Leser, für Ihre Aufmerksamkeit und Ihr Interesse danken.

Literaturliste

Marc D. Hauser: Wilde Intelligenz. Was Tiere wirklich denken
DTV 2003

Samuel Hahnemann: Die Chronischen Krankheiten Band 1-4
Haug 2007

Samuel Hahnemann: Organon Original – Organon der Heilkunst
Haug 1982

Kent Association: Mac RepertoryPRO und Reference-Works PRO

Julius Mezger: Gesichtete Homöopathische Arzneimittellehre: 2 Bände
Haug 2005

Roger Morrison: Handbuch der homöopathischen Leitsymptome und Bestätigungssymptome
Kröger 1997

Peter Russel: Quarks, Quanten und Satori
Kamphausen 2002

Rajan Sankaran: Das geistige Prinzip der Homöopathie
Homoepathic Medical Publishers 2003

Rajan Sankaran: Die Substanz der Homöopathie
Homoepathic Medical Publishers 1996

Jan Scholten: Homöopathie und Minerale
Stichting Alonnissos 2003

Jan Scholten: Homöopathie und die Elemente
Stichting Alonnissos 2004

Armin Seideneder: Mac-Repertory Pro – Mitteldetails

Jonathan Shore: Kinder in der homöopathischen Praxis
Kröger 1998

Georgos Vithoulkas: Essenzen homöopathischer Arzneimittel
Faust 2007

Natalie Knapp: Anders Denken lernen
Oneness-Center 2008

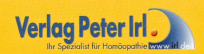

Bestell- und Kundenservice:
Tel.: (089) 89 35 63 - 0 • Fax: (089) 89 30 53 21
E-Mail: info@irl.de • Internet: www.IRL.de
Postanschrift:
Neurieder Str. 8 • 82131 Buchendorf

• Fach- & Laienliteratur • Zeitschriften • Software • Audio & Video • Taschenapotheken • Familienplanung

Peter Mohr
Schriftenreihe Klassische Tierhomöopathie

Die **Schriftenreihe Klassische Tierhomöopathie** setzt sich mit den brennenden Themen der klassischen Tierhomöopathie auseinander.

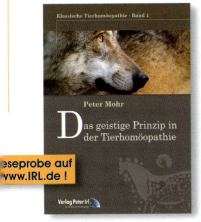
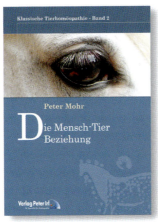
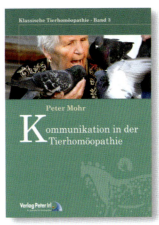

eseprobe auf
www.IRL.de !

Band 1:
Das geistige Prinzip in der Tierhomöopathie
Reflexionen über Möglichkeiten und Grenzen einer ganzheitlichen homöopathischen Therapie von Tieren.
Inkl. Materia Medica für Tiere 1 und Kasuistiken.
Best.-Nr. 87829

Band 2:
Die Mensch-Tier Beziehung
Die Rolle des Tierhalters bei der Beurteilung von homöopathisch relevanten Symptomen.
Inkl. Materia Medica für Tiere 2 und Kasuistiken.
Best.-Nr. 87830 erscheint 2009

Band 3:
Kommunikation in der Tierhomöopathie
Was verrät mir das Tier über sich selbst und seine Sicht von der Welt - wie komme ich zu verlässlichen Symptomen?
Inkl. Materia Medica für Tiere 3 und Kasuistiken.
Best.-Nr. 87831 erscheint 2009

Als weitere Titel innerhalb dieser Schriftenreihe werden erscheinen:

- Band 4: Die Beurteilung des Fallverlaufs - Die Folgekonsultation - Best.-Nr. 87832
- Band 5: Das Langzeitmanagement chronischer Fälle - Best.-Nr. 87833
- Band 6: Tierhomöopathie und Miasmen - Best.-Nr. 87834
- Band 7: Tierhomöopathie und aktuelle Strömungen in der Therapie - Best.-Nr. 87835

Mehr als 20 Jahre Berufserfahrung fließen in die Diskussion theoretischer Fragestellung und praktischer Anwendung ein und vermitteln dem Leser auch anhand von Fallverläufen eine Idee von den Möglichkeiten einer ganzheitlichen klassisch-homöopathischen Therapie unserer Tiere. Jeder Band liefert darüber hinaus mit seinem Materia Medica Teil Anregungen für die Verwendung der umfangreichen Erkenntnisse aus der „menschlichen" Arzneimittellehre bei tierischen Patienten. Dabei gilt das Hauptinteresse stets dem Ausdruck der geistig-emotionalen Dynamik der Arzneien bei Mensch und Tier.

Alle Bände jeweils ca. 180 Seiten und vierfarbig.

Subskriptionspreis bis Erscheinen jew. 24,50 € - danach 29,50 €

animalmundi – Studium der klassischen Tierhomöopathie auf höchstem fachlichem Niveau

- **Umfangreichstes Studienkonzept europaweit**
  mit mehr als 1850 Unterrichtseinheiten

- **Blended Learning:**
  Präsenzseminare mit zusätzlichem Web-Based Learning

- **Modularer Studienaufbau:**
  Flexibilität bei der Gestaltung Ihres Studienplanes

- **Einmalig – die Praktika bei animalmundi:**
  Lehr- und Begleitpraxis so viel Sie wollen

- **Zertifizierung**
  vom Berufsverband klassischer Tierhomöopathen Deutschlands BkTD

- **Qualitätsstandard nach den hohen Anforderungen des ECCH/ICCH**
  (European-/International Council for Classical Homeopathy)

Seit bereits 10 Jahren bietet animalmundi berufsbildende Studiengänge im Bereich moderner Tierberufe. Das Studienprogramm umfasst neben dem Studium zum klassischen Tierhomöopathen auch Studiengänge mit dem Berufsziel Tierpsychologe, Tiertrainer, Tierheilpraktiker und die Fachqualifikation Tiergestützte Therapie.

Unsere Studienangebote finden Sie im Raum Hamburg, München, Köln und Berlin. Wir freuen uns, wenn Sie mit dabei sind!

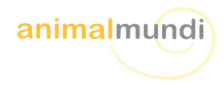

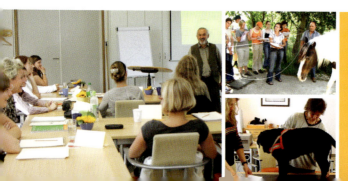

animalmundi
Schule der Tierhomöopathie
Therapiezentrum für klassische Tierhomöopathie
Institut für Ethologie und Tierpsychologie
Seminare für Mensch und Tier

Sudermühler Weg 19
21272 Egestorf
Tel. 0 41 75 · 84 25 33
Fax 0 41 75 · 84 25 38
info@animalmundi.com
www.animalmundi.com